时代新健康系列

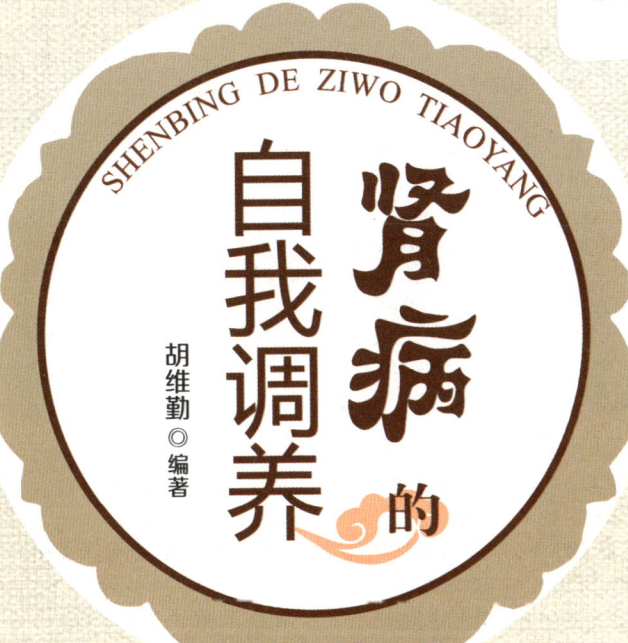

SHENBING DE ZIWO TIAOYANG

肾病的自我调养

胡维勤 ◎ 编著

时代出版传媒股份有限公司
安徽科学技术出版社

图书在版编目（CIP）数据

肾病的自我调养/胡维勤编著． -- 合肥：安徽科学技术出版社，2015.1（2025.6重印）
（时代新健康系列）
ISBN 978-7-5337-6501-9

Ⅰ．①肾… Ⅱ．①胡… Ⅲ．①肾疾病－食物疗法②肾疾病－穴位疗法 Ⅳ．① R247.1② R245.9

中国版本图书馆CIP数据核字(2014)第267748号

肾病的自我调养　　　胡维勤　编著

出 版 人：王筱文　　选题策划：丁凌云　吴　玲　　责任编辑：吴　玲
出版发行：安徽科学技术出版社　　　http://www.ahstp.net
（合肥市政务文化新区翡翠路1118号出版传媒广场，邮编：230071）
电话：（0551）63533330
印　　制：北京一鑫印务有限责任公司　　　电话：（010）61424266
（如发现印装质量问题，影响阅读，请与印刷厂商联系调换）

开本：720×1016　1/24　　印张：6　　字数：150千
版次：2015年1月第1版　　2025年6月第2次印刷

ISBN 978-7-5337-6501-9　　　定价：59.00元

版权所有　　侵权必究

前言 PREFACE

世界卫生组织（WHO）对新世纪"健康"的定义是：健康不仅仅是指没有疾病或者不虚弱，而是身体上、心理上、社会适应上的完好状态。其中社会适应性取决于身体和心理的素质状况，而身体健康又是心理健康的物质基础。总而言之，良好的身体状况有利于维持良好的情绪状态，保证心理健康和良好的社会适应性。

然而，随着经济的发展，人们生活水平提高的同时，生活节奏也越来越快，更多的人也出现了亚健康状态，表现为容易便秘、失眠、疲劳、颈肩腰腿痛等，这些大多是由于不良的饮食和生活习惯引起。人一旦长期处于亚健康状态，很容易导致一系列慢性疾病，如肠胃病、肝病、肾病等。另外，由于西方生活方式的引入，高蛋白质、高嘌呤食物的摄入增加，引起肥胖、高血压、高脂血症、糖尿病、痛风等病症的增多，严重影响人们的身心健康。

人们对健康的关注度逐渐升高，其实很多时候，保持良好的生活方式和饮食习惯，就能有效地调理并缓解各种病症。本套"时代新健康系列"丛书，秉承"新健康"的理念，以帮助人们调理亚健康状态、缓解各种疾病症状为目的，为读者提供各类病症的"自我调养"方式，为健康加分。

办公室一族，因长期久坐、伏案工作，工作压力大又缺乏锻炼，容易出现失眠、便秘、疲劳等亚健康症状，颈椎、腰椎也出现多种不适，严重威胁身心健康。《便秘的自我调养》《失眠的自我调养》分别为读者介绍了相应的基础知识、宜吃食物、忌吃食物、调养食谱、穴位疗法等,轻松解除便秘和失眠的痛苦;《职场疲劳的自我调养》《颈肩腰腿痛的自我调养》则从各个角度对职场各类疾病进行了深度剖析,并从食疗和穴位疗法方面全面调理各种亚健康症状,还办公室一族一个健康的身体,保证正常的生活和工作状态。

从调理常见疾病入手,《肠胃病的自我调养》《肾病的自我调养》《肝病的自我调养》《男科病的自我调养》《妇科病的自我调养》则有针对性地为患者提供可行的饮食疗法、穴位疗法、运动疗法等,让患者从多方面收获健康。

"三高"、痛风等病症通常被称为"慢性杀手",而饮食疗法对其的预防和控制有积极作用。《高血压的自我调养》《痛风的自我调养》《糖尿病的自我调养》《高脂血症的自我调养》精心选取对症的调养食材,为患者提供实用的饮食原则和调理食谱,配合运动、穴位调养法,达到控制病情及有效预防并发症的目的。

儿童是祖国的花朵,是未来的希望,但是一些常见病也会因扰着稚嫩的他们,作为家长,拥有一本《儿童常见病的自我调养》是很有必要的,书中提供了针对儿童各种常见病的饮食和生活调养法,为孩子扫去"阴霾",还孩子成长健康成长的天空。

疾病本身并不可怕,可怕的是对疾病的误解和不正确的调养方式。本套丛书所列出的调养方式,并不能代替常规医疗,如果患者病情严重,应积极就医,以免延误病情。愿本套"时代新健康系列"丛书所传达的新健康理念,为读者的身心健康带来帮助。

目录 CONTENTS

Part 1 了解肾病的基本常识

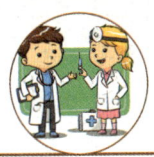
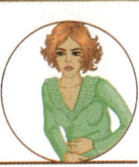

肾虚和肾病 ... 002
您的肾还健康吗? ... 002
肾虚和肾病的关系 ... 003
男人肾虚的表现 ... 004
女人肾虚的表现 ... 005
男人如何补肾 ... 007
女人如何补肾 ... 007

了解肾脏的位置及功能 ... 008
肾脏的位置 ... 008
中医理解的肾脏功能 ... 008
西医理解的肾脏功能 ... 009

肾病的发病原因有哪些? ... 010
暴饮暴食,饮食无节制 ... 010
食用蔬菜、水果不当 ... 010
吃过于松软的面包 ... 010
服用中药过量 ... 011
过量饮用碳酸饮料、咖啡等 ... 011

摄入过多的蛋白质·············011
经常长时间不喝水·············012
摄入过多的食用盐·············012
生活起居不规律···············012
情绪焦虑、压力过大···········013
房事过于频繁导致肾虚·········013
经常憋尿导致感染·············013
肾病的类型···············014
原发性肾小球疾病·············014
继发性肾小球疾病·············014
尿路感染性疾病···············014
其他常见肾病·················014

Part 2 吃对食物，防治肾病

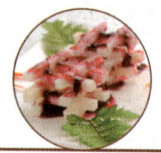 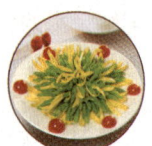

山药·······················016
冰脆山药片····················017
蓝莓山药······················017
冬瓜·······················018
海米冬瓜······················019
麻酱冬瓜······················019
芦笋·······················020
清炒芦笋······················021
上汤芦笋······················021

韭菜 ········· 022	丝瓜 ········· 038
韭菜炒鸡蛋 ········· 023	蒜蓉丝瓜 ········· 039
核桃仁拌韭菜 ········· 023	炒丝瓜 ········· 039
豆角 ········· 024	胡萝卜 ········· 040
肉丁炒豆角 ········· 025	胡萝卜红薯牛奶 ········· 041
菊花豆角 ········· 025	胡萝卜蔬菜汤 ········· 041
西红柿 ········· 026	香菇 ········· 042
西红柿玉米炒青豆 ········· 027	玉米烧香菇 ········· 043
西红柿拌生菜 ········· 027	香菇扒油菜 ········· 043
花菜 ········· 028	银耳 ········· 044
花菜炒西红柿 ········· 029	山楂银耳豆浆 ········· 045
花菜浓汤 ········· 029	桂圆银耳粥 ········· 045
扁豆 ········· 030	黑木耳 ········· 046
蒜香扁豆 ········· 031	鸡汁黑木耳 ········· 047
扁豆炒黄瓜 ········· 031	山药拌木耳 ········· 047
生菜 ········· 032	猪肉 ········· 048
蒜蓉生菜 ········· 033	猪肚菇猪肉汤 ········· 049
红油生菜 ········· 033	白菜梗青豆炒肉片 ········· 049
芹菜 ········· 034	羊肉 ········· 050
胡萝卜芹菜拌腐竹 ········· 035	红薯炖羊肉 ········· 051
芹香黑木耳 ········· 035	小炒羊肉 ········· 051
洋葱 ········· 036	乌鸡 ········· 052
洋葱炒芦笋 ········· 037	百合乌鸡汤 ········· 053
洋葱生菜沙拉 ········· 037	板栗乌鸡煲 ········· 053

鸭肉 · · · · · · 054	绿豆 · · · · · · 070
鸭子炖黄豆 · · · · · · 055	小米绿豆浆 · · · · · · 071
菠萝烤鸭 · · · · · · 055	大米绿豆粥 · · · · · · 071
干贝 · · · · · · 056	黑豆 · · · · · · 072
油菜虾仁烧干贝 · · · · · · 057	黑红绿豆浆 · · · · · · 073
干贝蔬菜粥 · · · · · · 057	桂圆黑豆姜丝粥 · · · · · · 073
鲍鱼 · · · · · · 058	玉米 · · · · · · 074
南非干鲍 · · · · · · 059	四色蔬菜丁 · · · · · · 075
翡翠扒鲜鲍 · · · · · · 059	蒸玉米粒 · · · · · · 075
鲫鱼 · · · · · · 060	黑米 · · · · · · 076
凉粉鲫鱼 · · · · · · 061	红豆黑米粥 · · · · · · 077
蒜蒸鲫鱼 · · · · · · 061	黑米饭 · · · · · · 077
甲鱼 · · · · · · 062	黑芝麻 · · · · · · 078
甲鱼芡实汤 · · · · · · 063	枸杞黑芝麻豆浆 · · · · · · 079
富贵双味甲鱼 · · · · · · 063	泥鳅芝麻粥 · · · · · · 079
墨鱼 · · · · · · 064	杏仁 · · · · · · 080
墨鱼炒鸡片 · · · · · · 065	芝麻花生杏仁粥 · · · · · · 081
嫩南瓜墨鱼丝 · · · · · · 065	薏米杏仁粥 · · · · · · 081
泥鳅 · · · · · · 066	板栗 · · · · · · 082
干锅泥鳅豆腐 · · · · · · 067	板栗饭 · · · · · · 083
老黄瓜煮泥鳅 · · · · · · 067	板栗燕麦黄豆汁 · · · · · · 083
虾 · · · · · · 068	花生 · · · · · · 084
油爆河虾 · · · · · · 069	绿豆花生豆浆 · · · · · · 085
隔水蒸九节虾 · · · · · · 069	花生粥 · · · · · · 085

松仁 …… 086	香瓜 …… 092
松仁玉米 …… 087	香瓜酸奶汁 …… 093
花生松子粥 …… 087	桃子香瓜汁 …… 093
西瓜 …… 088	菠萝 …… 094
西瓜橙子汁 …… 089	莴笋菠萝汁 …… 095
西瓜沙拉 …… 089	盐水菠萝 …… 095
葡萄 …… 090	橘子菠萝汁 …… 096
葡萄苹果汁 …… 091	牛肉菠萝盅 …… 096
葡萄鲜奶蜜汁 …… 091	

Part 3 妙用药茶、药膳，防治肾病

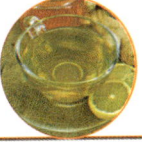 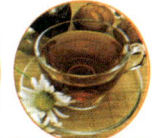

何首乌茶 …… 098	枸杞菊花茶 …… 104
菩提柠檬茶 …… 099	鹿茸乌龙茶 …… 105
玉竹西洋参茶 …… 099	通草车前子茶 …… 105
知母玉竹饮 …… 100	桂圆生姜茶 …… 106
麦冬竹叶茶 …… 101	五味子茶 …… 107
甘草茶 …… 101	苦瓜绿茶 …… 107
当归黄芪茶 …… 102	葛根茶 …… 108
菟丝子苁蓉饮 …… 103	女贞子枣茶 …… 109
马蹄茅根茶 …… 103	甘草芡实茶 …… 109

阿胶鸡蛋羹 ……………………… 110	肉桂米粥 ……………………… 117
怀山鹿茸山楂粥 ………………… 111	芡实莲子薏米汤 ………………… 117
桑葚橘子汁 ……………………… 111	延年益寿茶 ……………………… 118
当归红枣牛肉汤 ………………… 112	金樱子糯米粥 …………………… 119
六味地黄鸡汤 …………………… 113	黄柏白菜排骨汤 ………………… 119
人参红枣粥 ……………………… 113	莲子红米羹 ……………………… 120
虫草红枣炖甲鱼 ………………… 114	龟板杜仲猪尾汤 ………………… 121
苁蓉黄精骶骨汤 ………………… 115	补骨脂芡实鸭汤 ………………… 121
牛膝蔬菜鱼丸 …………………… 115	女贞子鸭汤 ……………………… 122
核桃冰糖炖梨 …………………… 116	肉苁蓉海参鸽蛋 ………………… 122

Part 4 特效穴位调理肾病

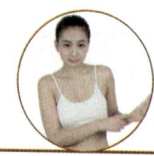
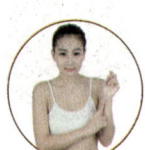

合谷穴按摩法 …………………… 124	内关穴艾灸法 …………………… 130
胃仓穴按摩法 …………………… 125	肾俞穴刮痧法 …………………… 131
关元穴按摩法 …………………… 126	神门穴刮痧法 …………………… 132
胞肓穴按摩法 …………………… 127	京门穴拔罐法 …………………… 133
太溪穴按摩法 …………………… 128	志室穴拔罐法 …………………… 134
涌泉穴艾灸法 …………………… 129	

part 1 了解肾病的基本常识

肾脏是人体重要的排泄器官，它将新陈代谢所产生的有害物质通过尿液排出体外，以调节机体水、电解质和酸碱的平衡，并保证生命活动的正常进行。了解肾病的基本常识有助于我们更好地保护肾脏，维持身体健康。

本章主要介绍了肾虚和肾病、肾脏功能及位置、引起肾病的因素以及肾病的类型等方面的内容，通过深入浅出的阐述，让您更加了解肾病，从而防治肾病。

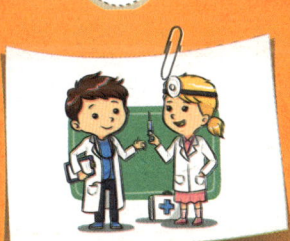
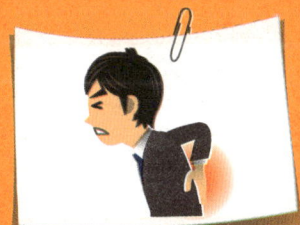
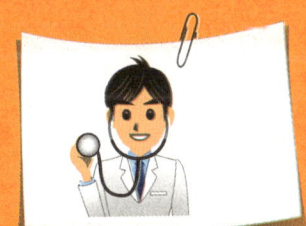

肾虚和肾病

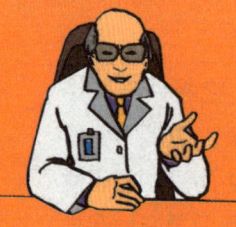

现代人工作压力大、运动量少,全身脏器功能容易出现衰退,肾虚也是其中一种。肾虚和肾病已经逐渐成为我们日常较为常见的疾病,下面就让我们一起来了解一下吧。

您的肾还健康吗?

测一测您的肾是否健康

肾病已经成为人们非常关注的一个健康问题。肾好与不好与每个人的健康息息相关,因为肾是先天之本,所以养生首先必须要养好肾。

下面这个测试可以帮助您对自己的肾功能做一个粗略的判断。

如果下面的选项"√"超过3个,那您就很可能是患有肾病了,也更应认真地重视自己的健康了。

症状	问题	是("√")	否("×")
畏寒肢冷	您是否会因为天气的变化而觉得手脚冰凉,觉得自己很怕冷,是否睡了很久还是觉得被窝很冷?		
疲乏无力	您是否经常感到疲乏无力,不想说话,总想闭目养神,精神不能集中,工作有点力不从心?		
尿频	您是否在正常饮水情况下会夜尿3次以上,且小便时是否无力,有淋漓不尽的感觉?		
便秘	您是否有大便干燥、排便困难的时候呢?		

腰痛	您是否有过腰痛的情况，并且会经常复发，一旦劳累或者遇到阴雨天腰痛的症状会加重？		
抵抗力差	您是否经常感冒、发热，觉得自己抵抗力差？		
脱发	您在洗头发的时候，是否会大量掉头发？		
慢性病多	您是否患有各种慢性病，例如慢性肾炎、高血压、冠心病、糖尿病等？		
性功能减退	您是否对房事逐渐不感兴趣，或者房事质量不高，或者刚过40岁男性就没有晨勃现象？		
失眠健忘	您是否经常想睡觉，但又睡不着，等到好不容易睡着了，又总觉得没睡好，做事情总是丢三落四？		

肾虚和肾病的关系

中医所说的肾虚不是一个独立的疾病名称，而是一组症候群。也就是说，肾虚并不是确指肾脏患了一种什么疾病，甚至大部分的肾虚患者，无论是肾脏结构或其他脏器结构都没有发生明显的器质性改变。

中医说的"肾脏"并不是人体的单一内脏。从中医理论来看，肾藏精、肾主水、肾主骨、肾主纳气、肾开窍于耳、肾司二便等都是肾脏所具备的功能。由此看来，肾脏的功能范围远远超出西医理论的功能范围。

从中医来说，随着人体的衰老，肾的精气逐渐衰减，性功能会减退甚至消失。随着年纪增大，人体的精气也会不足，此时人体阴阳失衡，就出现了许多相应的症候群，也就是中医所说的肾虚。

西医所说的"肾脏"则是指人体腰部的器官，人体代谢过程中产生的各种废物都要经过肾脏以尿的形式排泄出去，同时肾脏还有内分泌功能等。肾脏还会发生器质性的改变，导致肾炎、肾结石、肾肿瘤，等等。这些疾病都和中医的肾虚是完全没有联系的。

中医的肾虚只是人体内脏功能失调的概念，而不是指人体解剖上的肾脏有了病变。因此，肾虚并不等于肾脏有病。

肾病和肾虚之间有着许多内在的联系，如肾病患者多存在肾虚现象；肾病综合征患者多为肾气虚；尿毒症患者肾阴、肾阳俱虚；肾虚日久易出现蛋白尿或血尿，甚至肾衰竭。

男人肾虚的表现

男人肾虚有肾阳虚和肾阴虚两种。

肾阳虚主要表现为畏寒肢冷、神疲乏力、尿频清长、夜尿较多较急，有时也会出现尿少水肿、腰膝酸软、自汗、阳痿、早泄、性冷淡、舌质淡、舌苔薄、脉迟缓等。

肾阴虚主要表现为头昏目眩、耳鸣、精泄梦遗、阳强易举、内热盗汗、腰膝酸软、失眠多梦、记忆力减退、五心烦躁、咽干颧红、皮肤干枯、尿少便干、舌红少津、脉细数等。

男人肾虚具体有以下几种表现：

腰痛： 腰痛的根本就是肾虚，分为内伤和劳损。内伤一般由先天不足、久病体虚或疲劳过度所致，轻者难以弯腰或直立，重者出现足跟疼痛、腰部乏力等症。劳损指体力负担过重，或长期从事同一固定姿势的工作，久之会损伤肾气，导致肾精不足。

头晕耳鸣： 表现为眼睛发花、天旋地

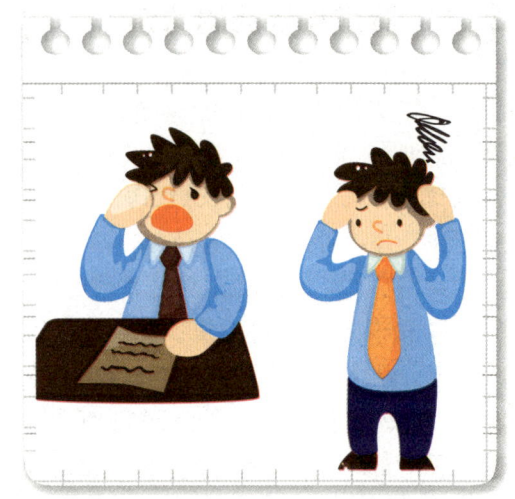

转、恶心呕吐等,且头晕者常伴有耳鸣之声,妨碍听觉,长久下去甚至会导致耳聋。

尿频尿急:一般夜尿次数在2次以上,或尿量超过全天的1/4,严重者夜尿1小时1次,尿量接近或超过白天尿量,多因肾虚所致。

失眠多梦:肾脏受到损伤,会导致难以入眠或者失眠,或容易被梦境困扰,频繁做梦,严重影响睡眠质量。

畏寒肢冷:"畏寒"指怕冷、怕风吹等;"肢冷"指四肢冰冷,甚至冷至肘、膝关节,可伴随腰膝酸痛、神疲蜷卧、少气懒言等症。

身体功能减退:肾精化生出肾阴和肾阳,对五脏六腑起到滋养和温煦的作用。肾阴和肾阳在人体内相互依存、相互制约,维持人体的生理平衡,一旦平衡遭到破坏就会发生病变,出现阳痿早泄、滑精、精液病等症。

哮喘:若因肾虚而不能纳气,就会引起喘息气短,呼多吸少,使你难以畅快呼吸。严重的情况下,伴随气喘还可能出现喘气加重、冷汗直冒等症状。

便秘:便秘者常因排便困难出现肛裂、痔疮等症,影响工作和生活。大便秘结的根源是肾虚。

女人肾虚的表现

女人肾虚有肾阳虚和肾阴虚两种。

肾阳虚主要表现为面色苍白或黧黑、四肢发凉、腰膝酸冷、乏力疲倦、舌白胖大或有齿痕,月经会经常性不规律,子宫、卵巢、乳房易生肌瘤、囊肿或增生,还会出现宫寒不孕、白带清冷、痛经等症,容易导致更年期提前到来。

肾阴虚主要表现为月经量明显减少,白带减少及色质发黄,月经周期延长或缩短,还会出现卵泡发育不正常、黄体生成不足、黄体萎缩不全、女性不孕等症,患者也会经常性地口干、烦躁、失眠、盗汗。

女人患肾虚的概率要比男人高,一般来说,女性白领是此症的易发人群。

女人肾虚时外表呈现的症状：

眼睑水肿：肾主水，肾虚则水液代谢不利，出现眼睑水肿、黑眼圈、面色苍白等问题。

黄褐斑：肾气不足，不能滋润肌肤，常在颧部出现蝶形的淡黄、黄褐或淡黑色斑块，边界清楚，且伴有月经不调。

怕寒畏冷：肾虚者均有副交感神经偏亢进的现象，导致心跳减慢、血压下降、体温较低。

虚胖：肥胖的基本原因是痰湿内滞，更进一步说是气虚，因此肾气虚的女性常有发胖趋势。肾虚的人内分泌功能会减弱，肾上腺皮质激素的分泌也会减少，从而使基础代谢率降低，造成体内能量消耗减少，导致发胖。

脱发增多：肾虚会出现异常的掉发现象。在掉头发之前，头发比较干枯，有分叉等现象，头皮也会有些痒。

女人肾虚时身体内部表现的症状：

腰酸痛：腰为肾之府，女人肾虚可表现为腰酸痛，其特点为劳累后隐隐作痛。

失眠、烦躁：肾阴虚的女性心情易烦躁，注意力难集中，且常常伴有失眠、多梦等症。

月经不调：肾气充盛能使气血和调，冲脉、任脉功能正常才能使月经周期正常循环，而肾气不足就很容易导致月经不调。

不孕、难孕：肾藏精，主生殖发育，女性生殖系统是在精气的呵护下逐渐发育的。若肾精不足，就会影响生殖能力。

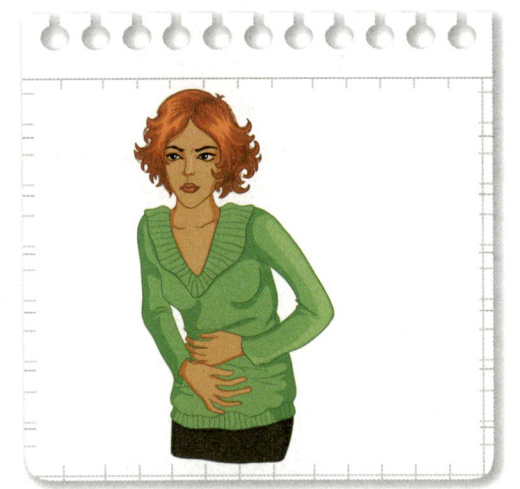

男人如何补肾

补肾是男人共同关注的话题，特别是现代社会，男人处在工作和生活的双重压力之下，很容易导致肾虚，因此须引起重视。

男人补肾的方法主要有以下几方面：

有尿不要忍：膀胱中贮存的尿液达到一定程度，就会产生排尿反射，这时要及时上厕所，将尿液排干净，否则积存在膀胱中的尿液会成为水浊之气，侵害肾脏。

调整作息：充足的睡眠对于气血的生化、肾精的保养起着重要作用。临床发现，许多肾衰竭的患者都有过分熬夜、过度疲劳、睡眠不足的经历。

饮水养肾：水液不足可能引起身体毒素的滞留，加重肾的负担。

合理饮食：合理饮食，不仅可以减轻肾脏负担，也能调理身体，滋补营养。

避免过度劳累，节制房事：体力劳动过重，就容易伤元气；脑力劳动过重，就容易伤血；房劳过度，则容易伤精。因此为了身体健康，一定要量力而行，劳作有度。

女人如何补肾

很多人一直认为"补肾"是男性的专利。但是，中医上有那么一句话——"男怕伤肝，女怕伤肾"，说明补肾对于女人来说更重要。

女人补肾的具体方法有以下几种：

喝足量的水：水能起到辅助肾脏处理废物的作用，还可以让尿液快速排出，能有效预防结石的形成。

少食含钾蔬果：大多数人的概念里，新鲜的蔬菜瓜果多多益善，但肾虚的女人却要有所忌口。蔬菜和水果虽大多有助于降血压，但大多数的蔬菜和水果也含有钾，长期过多食用则有可能损坏肾功能。

保持心态平衡，坚持合理运动：工作压力太大，会导致血压升高，而高血压会导致肾脏受损。保持乐观的情绪与豁达开朗的心态，有助于提高人体免疫功能，加上持之以恒地坚持有氧锻炼，既可提高心血管功能，也有利于清除体内的自由基，从而保护肾脏。

了解肾脏的位置及功能

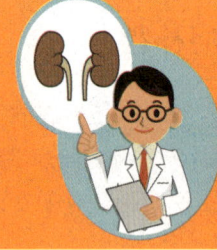

肾脏是人体重要的器官,了解肾脏的位置及功能,能够帮助我们更好地了解肾病和防治肾病。

肾脏的位置

肾脏位于脊柱两侧,紧贴腹后壁,居腹膜后方。左肾上端平第11胸椎下缘,下端平第2腰椎下缘。右肾比左肾低半个椎体。左侧第12肋斜过左肾后面的中部,右侧第12肋斜过右肾后面的上部。

正常肾脏上下移动均在1~2厘米内。

肾脏在横膈之下,体检时,右肾下极可以在肋骨下缘扪及,左肾则不易摸到。

中医理解的肾脏功能

肾位于腰部脊柱的两侧,左右各一。中医理论认为,肾在人体内是一个极其重要而又具备多种功能的脏器,是一个以肾为中心,与膀胱、骨、髓、脑、头发、耳、前后二阴(生殖及大小便的排泄系统)等密切相关的功能系统,是与人体生殖、生长发育、消化、内分泌代谢、智力、体能等都有直接或间接关系的重要脏器。

中医认为肾的功能非常重要,将其称为"先天之本"。

中医还认为肾脏能起到气化作用,它将人体中的精华物质气化后升腾至人体的各个部位。

所以,中医所认为的肾病就是因气化功能不足而形成的气血、阴阳、虚实不调等症。

西医理解的肾脏功能

（1）生成尿液

血液流经肾脏，其中除细胞与大分子蛋白外的大部分血浆成分不能通过肾小球毛细血管内皮、基底膜及足细胞裂孔膜构成的滤过膜，不能从肾小球滤出。

体积小的如水分、尿素、糖分等，能通过滤过膜，经肾小球滤出，流进肾小管，形成我们常说的原尿。原尿在流经不同节段肾小管的过程中通过尿液的浓缩和稀释，最终形成终尿，汇入肾盂，通过输尿管排出体外。

（2）排泄代谢产物

当人体进行新陈代谢时，机体会产生多种废物，绝大部分代谢废物，如尿素氮、肌酐、尿酸等，会通过血液进入肾脏，经过肾小球滤过或肾小管分泌，最终随尿液排出体外，维持人的正常生活。

（3）维持酸碱平衡

血液中的水和电解质通过肾小球滤入原尿，而原尿中的水和电解质在流经不同节段肾小管时，以不同的比例被重吸收，同时部分电解质被分泌入管腔。

通过肾脏的尿浓缩与稀释过程可维持机体水、电解质以及酸碱的平衡，从而维持内环境的稳定。

（4）内分泌功能

肾脏能分泌多种激素，以此来调节人体各种生理活动。具体调节分泌的内容有以下几点：

① 通过肾素-血管紧张素系统-醛固酮来对血压进行调节，并分泌肾素、前列腺素、激肽。

② 分泌促红细胞生成素，可刺激骨髓干细胞造血。

③ 活化维生素D_3，能够帮助调节钙、磷代谢。

④ 许多内分泌激素降解场所，如胰岛素、胃肠激素等，当肾功能不全时这些激素$t_{1/2}$明显延长，从而引起代谢紊乱。

⑤ 肾外激素，如甲状旁腺素、降钙素等的靶器官，可以影响、调节肾脏的功能。

肾病的发病原因有哪些?

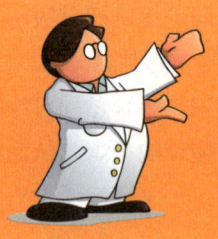

肾脏是人体最敏感的器官之一,稍不留意就容易导致肾"受伤",但是许多情况下肾病都是由于个人的不良习惯造成的。那么,你知道到底是哪些"举动"伤害了肾脏吗?

暴饮暴食,饮食无节制

现代人生活质量提高,饮食条件也变好了,往往就会吃下过量的美味佳肴,而摄入的食物最终都会产生尿酸及尿素氮等物质,这些废物大多会经过肾脏排出。如果饮食无度,就会增加肾脏的负担,使肾脏的工作量增加,久而久之,就容易导致肾病的发生。

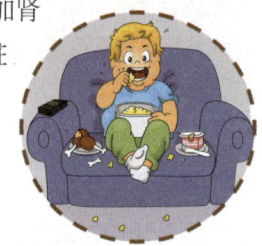

食用蔬菜、水果不当

蔬菜、水果是富含多种营养成分的两大类健康食物,大部分人适当多食,对身体健康非常有益。

但是,对患有慢性肾功能障碍的人来说,蔬菜和水果中含有较多的钾元素,长期食用,反而会造成肾功能损坏。

吃过于松软的面包

面包和蛋糕等糕点中都含有一种食品添加剂"溴酸钾",这种成分可以让烤制食品吃起来口感松软;但如果过量食用,也很容易损害人体的中枢神经、血液以及肾脏等部位。

国际癌症研究机构已将溴酸钾列为致癌物质,因此在日常饮食中切勿过量摄入。

服用中药过量

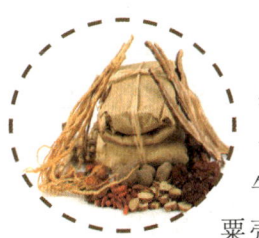

服用中药时要认清药性,如雷公藤、关木通、牵牛子、苍耳子、罂粟壳、生草乌、使君子、青木香、广防己等,都属于容易伤肾的中草药。又如,关木通中含有马兜铃酸等肾毒性成分,服用后会给肾脏带来巨大伤害。

同时,服用中药不宜过量,应起到疗效即止,以免伤身。

过量饮用碳酸饮料、咖啡等

碳酸饮料、咖啡、奶茶等饮品味道多样,广受欢迎,但过度摄取这些饮品会间接损伤肾脏,因为人体内的酸碱度为7.2,而这些饮料普遍为酸性,长期过度饮用会给肾脏带来负担,增加肾脏损伤概率。

另外,这些饮料中所含的咖啡因会导致血压上升,而高血压是肾脏损伤的另一个重要原因。

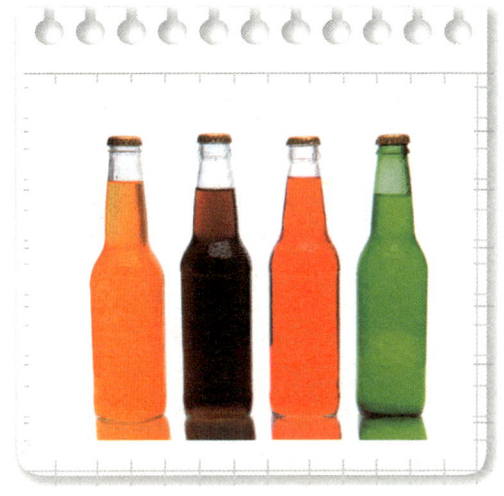

摄入过多的蛋白质

美国食品协会曾建议,人类每天每千克体重的蛋白质摄入量应为0.8克。

假如一个人标准体重是50千克,那么他每天应该摄入40克蛋白质。

肉类中含有丰富蛋白质,但一天最好

不要摄入超过300克的肉，避免因食用过多反而对肾脏造成负担和伤害。

经常长时间不喝水

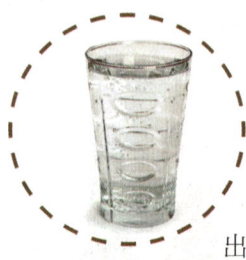

肾脏负责调节人体内水分和电解质的平衡，代谢生理活动所产生的废物并将其于尿中排出，因此肾脏正常工作需要足够的水分进行辅助。

充分喝水可稀释尿液，保护肾脏，有利于充分排出废物和毒素。相反，如果长时间不喝水，尿量就会减少，尿液中携带的废物和毒素的浓度就会增加。

摄入过多的食用盐

摄入过多食用盐会加重肾脏的负担，尤其是某些零食盐分含量过高，如炸薯片、方便面等，摄入过多会让人不知不觉吸收过量的盐分。

而饮食中的盐分95%是由肾脏代谢的，如果摄入过多，肾脏的负担就会加重，再加上钠会导致人体水分不易排出，又会进一步加重肾脏的负担，因此导致肾脏功能减退，从而造成慢性肾病。

生活起居不规律

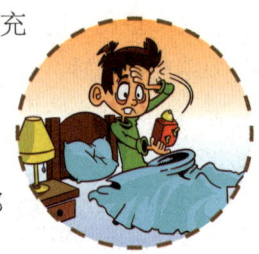

长期的调养、充足的睡眠、饮食营养的均衡、规律的生活，这些对肾病患者的身体健康都是十分重要的。

相反，如果经常熬夜、过度劳累、暴饮暴食或节食、营养不良、运动过度或运动方法不当，就会或多或少对肾脏造成伤害。

情绪焦虑、压力过大

肾病患者,尤其是尿毒症患者,因为病程较长,或由于久治不愈等诸多原因,导致压力累积,就很容易使患者产生焦虑的情绪,使大脑处于高度紧张的状态。长此以往,对肾病的康复极其不利,也极容易拖垮患者的身体。

因此,懂得调节情绪,也有利于对抗疾病。经常保持乐观开朗,积极融入人群,对身体健康有较大的帮助。

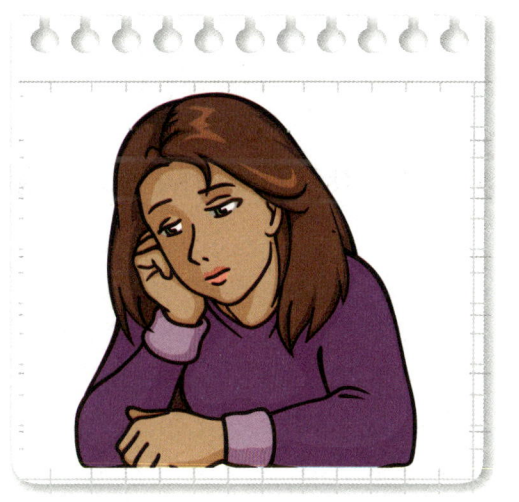

房事过于频繁导致肾虚

中医历来都十分重视房事对肾脏的影响。

房事过于频繁,会导致肾精耗损,进而导致肾虚。

肾为先天之本,五脏六腑之根,而肾虚是多种内伤疾病的发病基础。

因此,要节制房事频率,不可过频。

经常憋尿导致感染

有些人会因工作忙没有时间上厕所而长时间憋尿。

如果经常憋尿,尿液会在膀胱里潴留会越来越多,膀胱肌肉会因扩张而损伤。

而且,尿液的潴留时间太久,还会导致细菌繁殖,细菌会经输尿管逆行到肾,导致尿路感染和肾盂肾炎,对肾脏的危害性极大。

因此,日常生活中要注意避免经常性的长时间憋尿。

肾病的类型

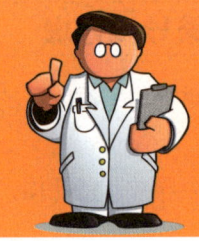

肾病包含的种类很多，它们都会使肾功能下降，造成人体新陈代谢紊乱，对人体的健康造成威胁，因此不可小觑。下面主要为大家简单介绍庞大而可怕的肾病家族。

原发性肾小球疾病

原发性肾小球疾病是指一组原发病变在肾小球，而并非全身性或系统性疾病中出现肾小球损害的肾脏疾病。原发性肾小球疾病在临床上往往都会有水肿、高血压等共同症状。

原发性肾小球疾病包括急性肾小球肾炎、急进性肾小球肾炎、慢性肾小球肾炎、IgA肾病、肾病综合征。

继发性肾小球疾病

继发性肾小球疾病即继发于一些全身性疾病的肾小球疾病，包括系统性红斑狼疮性肾炎、过敏性紫癜性肾炎和糖尿病肾病等多种。

尿路感染性疾病

尿路感染性疾病主要包括尿路感染和前列腺炎。尿路感染可分为复杂性尿路感染和非复杂性尿路感染；前列腺炎是成年男性的常见病之一，其临床表现多样化。

其他常见肾病

其他常见肾病主要包括尿路结石、成人多囊性肾病、肾脏肿瘤、慢性肾衰竭和急性肾衰竭几种，因患病原因不同而呈现不同的病症，是危害较大的肾病，严重时甚至可能危及性命，要小心预防。

part 2 吃对食物,防治肾病

肾病,多为长期累积所致,患者需要在饮食方面长期调养。那么,哪些食物对肾病患者有益呢?这就因人而异了。不同食物对肾病患者所起效果不同,比如冬瓜可以帮助肾炎水肿患者利水消肿;黑豆可以帮助肾虚患者补肾填精。

本章主要介绍一些有利于肾病患者调养身体的食材及食谱,并对食材的性味、归经、主打营养素、养肾原理进行详细讲解。肾病患者可根据自身情况,选择最合适的饮食,以最大限度缓解肾病症状。

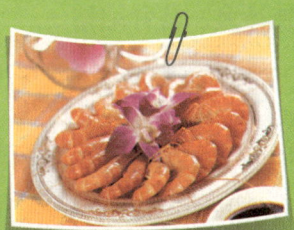 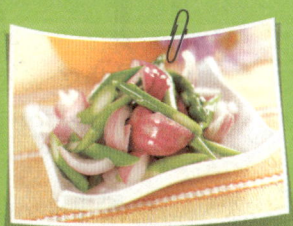 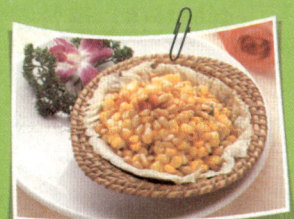

山药

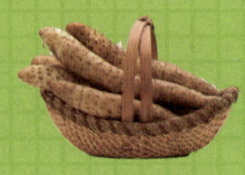

- 别名：怀山药、山蓣
- 性味：性平，味甘
- 归经：归肺、脾、肾经

主打营养素

蛋白质、淀粉酶、氨基酸、胡萝卜素、维生素B_1、维生素B_2、烟酸、维生素C

养肾原理

作为高营养食品，山药含有大量淀粉及蛋白质、B族维生素、维生素C、维生素E、葡萄糖等营养物质，具有健脾、补肾、固肾、益精等多种功效。

应用指南

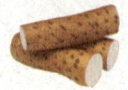 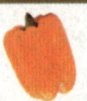 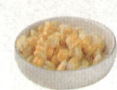 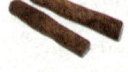 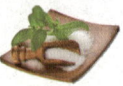 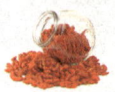

山药　　红甜椒　　玉米粒　　　　　山药　　白糖　　枸杞子

强健身体、滋肾益精

材料： 山药150克，红甜椒片60克，玉米粒35克，鸡内金、天花粉各适量
调料： 食用油、盐各适量
做法： 将鸡内金、天花粉入棉布袋，入锅。加水煮沸，滤取药汁；山药去皮洗净，切片；玉米粒洗净；炒锅入油加热，放入诸料翻炒，入药汁大火焖煮2分钟，加盐即可。

健脾补血、益肾填精

材料： 山药300克，椰奶20克，枸杞子少许
调料： 白糖5克，蜂蜜3克
做法： 将山药洗净，切成长块，用沸水焯熟，捞出排于盘中；枸杞子洗净，用热水焯过后待用；将白糖、蜂蜜、椰奶调匀，浇在山药上，再撒上枸杞子即可。

冰脆山药片

材料： 山药400克
调料： 白糖10克

做法

①将山药洗净，然后去皮，将山药切成片状。②锅内注入适量的水，大火烧开后，将山药片放入开水中焯一下，捞出后排入盘中。③在山药拼盘上，均匀地撒上准备好的白糖，然后放入冰箱中冰镇，冰凉后取出即可食用。

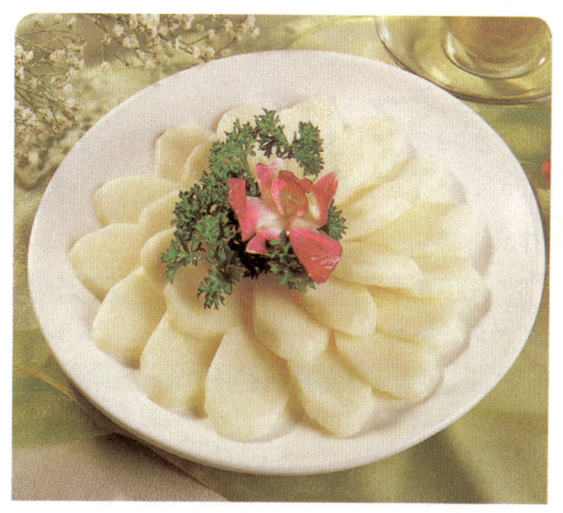

蓝莓山药

材料： 山药250克
调料： 蓝莓酱适量

做法

①将山药洗净，去皮，切成条状。②锅中加水，大火烧开，将山药加入开水中煮熟，然后放在冰水里冷却。③取出冷却后的山药摆盘，将适量的蓝莓酱均匀淋在山药上即可。

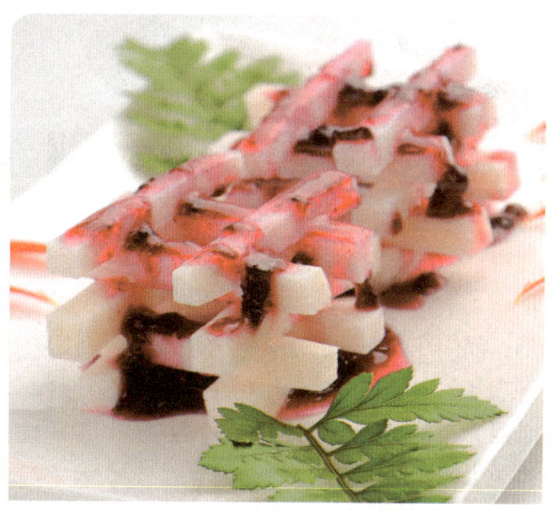

冬瓜

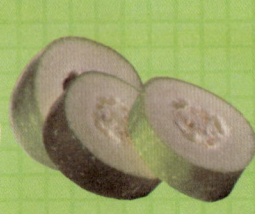

- **别名**：白瓜、白冬瓜、枕瓜
- **性味**：性凉，味甘
- **归经**：归肺、大肠、小肠、膀胱经

主打营养素
矿物质、维生素，冬瓜籽中含有脂肪、瓜氨酸、不饱和脂肪酸、油酸

养肾原理
冬瓜具有利尿消肿功效，且含钠极少，所以是慢性肾炎水肿等肾病患者的食疗佳品，可辅助治疗慢性肾炎。

应用指南

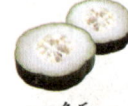 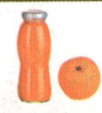 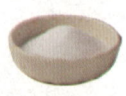

冬瓜　　橙汁　　白糖　　冬瓜　　苦瓜

维持体内电解质平衡，强肾利尿

材料：冬瓜500克
调料：橙汁、白糖各适量
做法：将冬瓜洗净，去皮、瓤，切成长条形；锅内注入适量的水，大火烧开后，将切好的冬瓜入沸水中焯熟后捞出，沥干水分后装盘，最后调入准备好的橙汁腌渍3小时，再撒上白糖即可食用。

排水利尿，辅助治疗慢性肾炎

材料：冬瓜适量，苦瓜少量
调料：盐、食用油各适量
做法：将冬瓜去皮，洗净，去籽，切成小块；苦瓜洗净，去籽，切成小块；锅中加水，煮沸后加上已经切好的冬瓜、苦瓜，加入适量盐和食用油，转为小火慢慢煎煮成汤后装碗，即可食用。

海米冬瓜

材料： 冬瓜500克，海米50克，葱花10克
调料： 食用油、料酒、水淀粉各适量，盐、鸡精各少许

做法

① 将冬瓜削去外皮，去瓤、籽，洗净切片；海米用温水泡软。② 锅内加油，爆香海米，加入适量水、鸡精、料酒、盐。③ 烧开后放入冬瓜片，烧至冬瓜入味后用水淀粉勾芡，撒葱花即可。

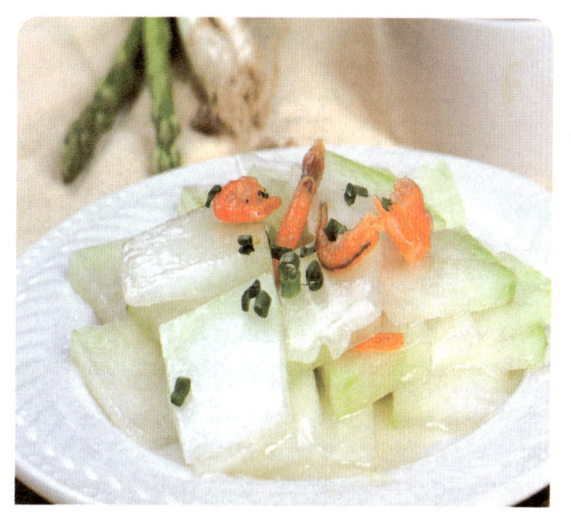

麻酱冬瓜

材料： 冬瓜400克，葱花10克，芝麻酱25克，韭菜10克，红椒丝少许
调料： 芝麻油5毫升，盐3克，胡椒油2毫升，食用油适量

做法

① 将冬瓜洗净去皮、瓤，切片，码入盘中，入锅蒸熟；芝麻酱用油、盐、水和好。② 锅上火，将芝麻油、胡椒油烧热后，与芝麻酱一起浇于冬瓜上，撒上韭菜末、葱段即可。

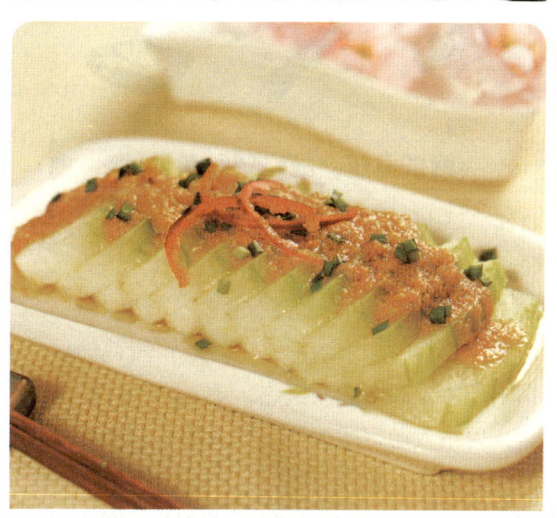

芦笋

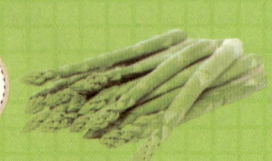

- 别名：青芦笋
- 性味：性凉，味苦、甘
- 归经：归肺经

主打营养素

人体所必需的各种氨基酸以及较多的硒、钼、镁、锰元素

养肾原理

芦笋所含蛋白质、碳水化合物、多种维生素和微量元素的质量优于普通蔬菜，经常食用，对心脏病、肾炎、慢性疲劳综合证、膀胱炎、排尿困难等病症有一定的辅助疗效。

应用指南

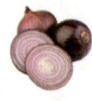 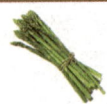 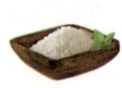 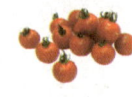 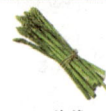 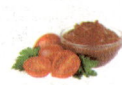

洋葱　　芦笋　　盐　　　　圣女果　　芦笋　　番茄酱

降低血压，减轻肾脏负荷

材料： 洋葱150克，芦笋200克

调料： 盐3克，味精、食用油各适量

做法： 将芦笋洗净，切成斜段；洋葱洗净，切成片；锅中加水烧开，下入芦笋段稍焯后捞出沥水；锅中加油烧热，下入洋葱片炒香后，再下芦笋段稍炒，加入盐和味精炒匀即可。

补充营养、保护肝肾

材料： 圣女果150克，芦笋100克，番茄酱20克

调料： 鸡精2克，盐、糖各3克，食用油适量

做法： 将圣女果洗净对切，摆盘；芦笋洗净切小段，再对切；将芦笋入沸水中焯至半熟，捞出；净锅上火加油，倒入番茄酱，下芦笋翻炒均匀，再下入圣女果，加盐、鸡精、糖炒熟，盛入装了圣女果的盘即可。

清炒芦笋
（特别推荐）

材料： 芦笋350克，枸杞子5克

调料： 盐3克，鸡精2克，醋5毫升，食用油适量

做法

① 将芦笋洗净，沥干水分，切小段备用。② 在炒锅中加入适量油，烧至七成热后，放入切好的芦笋和洗净的枸杞，翻炒均匀，放入适量醋后继续翻炒。③ 最后调入适量盐和鸡精，炒入味后即可装盘。

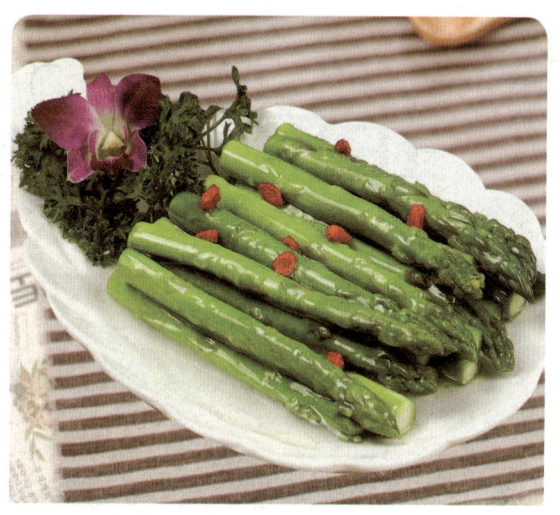

上汤芦笋
（特别推荐）

材料： 鸡汤300毫升，芦笋150克，红椒10克

调料： 盐5克，味精3克，鸡精1克，胡椒粉1克

做法

① 将芦笋洗净切段；红椒切丝。② 锅上火，加水烧开，下入芦笋段、红椒丝稍焯后，捞起装盘。③ 将鸡汤与盐、味精、鸡精、胡椒粉调匀，淋在芦笋上面即可。

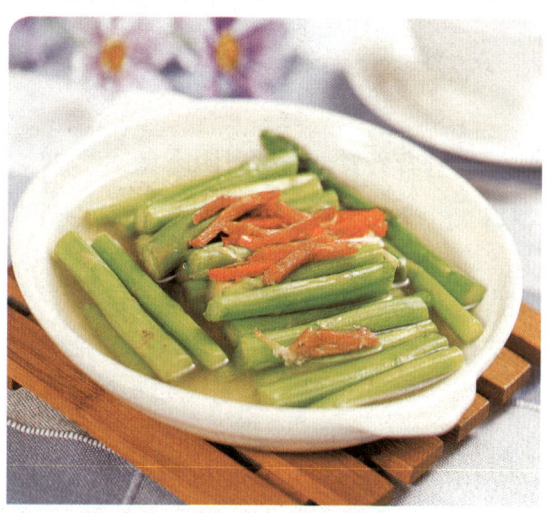

韭菜

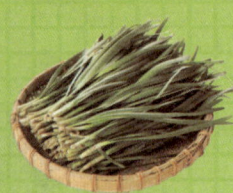

- **别名**：韭、丰本、扁菜、懒人菜、起阳草
- **性味**：性温，味甘、辛
- **归经**：归肝、肾经

主打营养素

维生素B₁、烟酸、维生素C、膳食纤维、维生素E、镁、钙、锌、钾、磷、铁

养肾原理

韭菜富含维生素C、维生素E、维生素A，常食可以补肝肾、健腰膝、补阳固精，对肾病所致的肾阳虚衰、阳痿遗精、遗尿、腰膝酸软有益。

应用指南

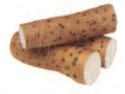 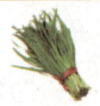 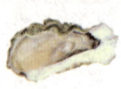 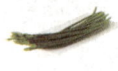 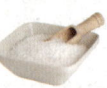 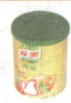 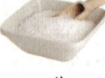

山药　　韭菜　　牡蛎　　　　韭菜花　　盐　　鸡精

补肾养肾，缓解肾阳虚衰

材料：山药100克，韭菜150克，牡蛎肉300克，枸杞子5克

调料：盐6克，地瓜粉5克，食用油适量

做法：将牡蛎肉洗净；山药削皮，洗净捣泥；韭菜洗净切细；枸杞子泡软；地瓜粉加水拌匀，加入牡蛎肉、山药、韭菜、枸杞子，加盐调味；锅加热下油，每次倒适量煎熟即可。

补肝肾、健腰膝、补阳固精

材料：韭菜花300克

调料：盐3克，鸡精2克，食用油适量

做法：将韭菜花挑弃枯叶，洗净，沥干，切成长度相等的段备用；炒锅注入适量油，烧至七成热后，下入已经切好的韭菜花，快速翻炒至熟；最后调入盐和鸡精一起炒匀，装盘即可。

韭菜炒鸡蛋

材料：鸡蛋4个，韭菜150克
调料：盐3克，味精1克，食用油适量

做法

① 将韭菜挑弃枯叶，洗净，焯熟，切成均匀的碎末备用。② 鸡蛋打入碗中，搅散，依次加入部分韭菜末、盐、味精搅匀。③ 锅置火上，注入适量油，将备好的鸡蛋液入锅中煎至两面金黄色，装盘洒上剩余韭菜末即可。

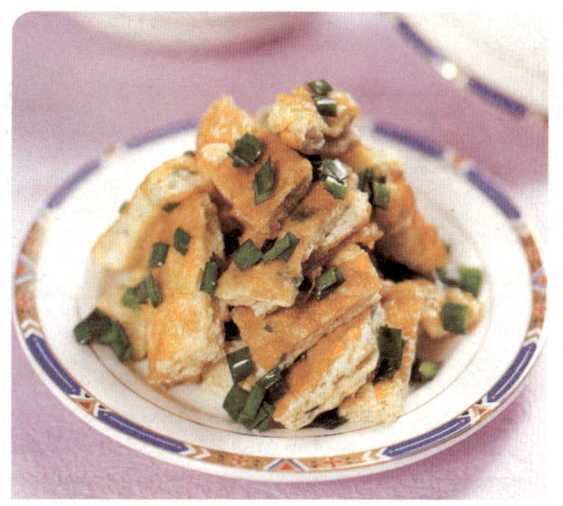

核桃仁拌韭菜

材料：核桃仁300克，韭菜150克
调料：白糖10克，白醋3毫升，盐5克，芝麻油、食用油各适量

做法

① 将韭菜洗净，焯熟，切段。② 锅内放入油，待油烧至五成热时下入核桃仁，炸成浅黄色捞出。③ 在另一只碗中放入韭菜、白糖、白醋、盐、芝麻油拌匀，和核桃仁一起装盘即成。

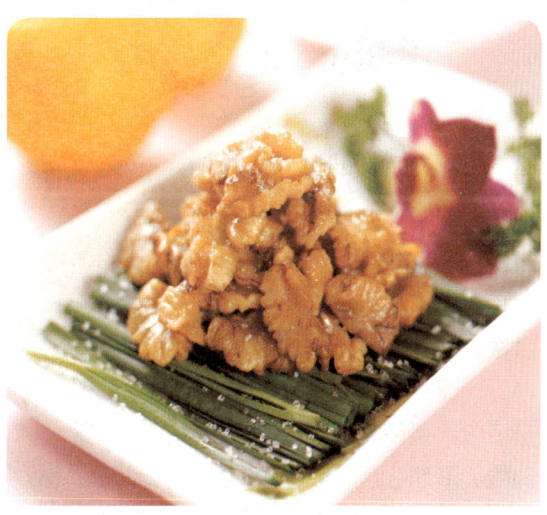

豆角

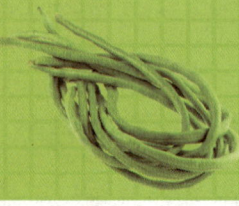

- **别名**：豇豆、腰豆、裙带豆
- **性味**：性平，味甘
- **归经**：归脾、胃经

主打营养素

优质蛋白质、碳水化合物以及多种维生素、微量元素

养肾原理

豆角含大量蛋白质、碳水化合物以及膳食纤维等，有健脾补肾的功效，对尿频、遗精及一些妇科功能性疾病有辅助功效，特别适合脾胃虚弱所致的肾虚遗精、白带增多者食用。

应用指南

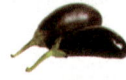
茄子

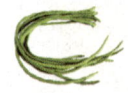
豆角

补肾健脾、益气生津

材料：茄子、豆角各200克，辣椒5克

调料：盐、鸡精各2克，酱油、芝麻油各15毫升，食用油适量

做法：将茄子、辣椒洗净，切段；豆角洗净，切段；油锅烧热，放辣椒段爆香，下入茄子段、豆角段，大火煸炒至熟；下入盐、鸡精、酱油、芝麻油调味，翻炒均匀即可。

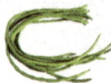
豆角

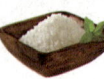
盐

芝麻油

健脾补肾、利水利尿

材料：豆角500克，蒜末20克

调料：芝麻油10毫升，芝麻酱100克，盐10克

做法：将豆角洗干净，放入沸水中焯熟，捞出沥干水分，切成长段，放入盆内；将芝麻酱用凉开水化开，加入盐、芝麻油、蒜末，调成味汁，淋在豆角上即可。

肉丁炒豆角

材料：豆角250克，干红辣椒15克，猪肉200克

调料：盐3克，鸡精2克，醋、食用油各适量

做法

① 将豆角去掉头尾洗净，切小段；猪肉洗净，切丁；干红辣椒洗净，切段。② 热锅下油，放入干红辣椒爆香，放入猪肉略炒，再放入豆角一起炒，加盐、鸡精、醋炒至入味，待熟，装盘即可。

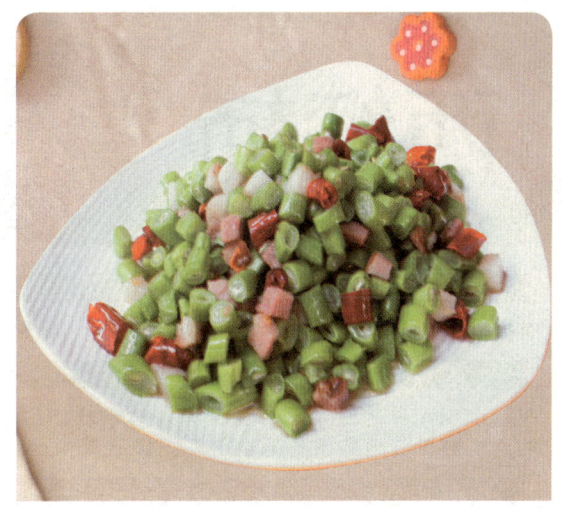

菊花豆角

材料：豆角300克，菊花100克

调料：盐3克，鸡精1克

做法

① 将豆角洗净，斜切成段备用。② 锅内注入适量的水，大火烧开后，将切好的豆角入沸水中焯水后捞出，摆盘；菊花洗净，焯水，摆盘。③ 加盐和鸡精调味，倒在豆角上即可。

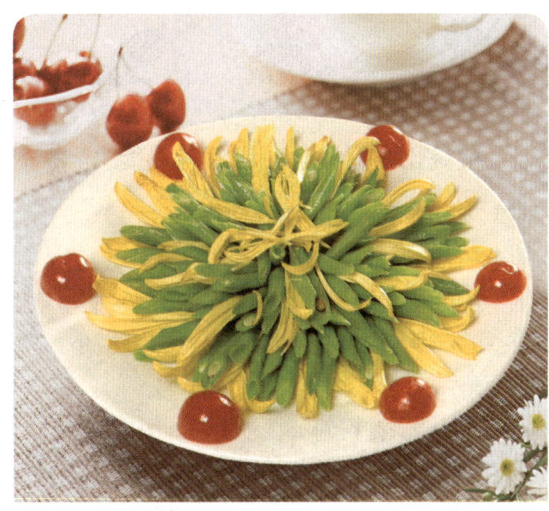

西红柿

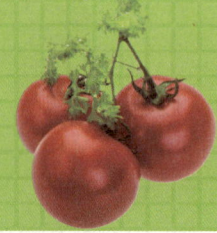

- **别名**：番茄、番李子、洋柿子、毛腊果
- **性味**：性凉，味甘、酸
- **归经**：归肺、肝、胃经

主打营养素

有机碱、番茄碱、维生素A、B族维生素、维生素C及钙、镁、钾、钠、磷、铁

养肾原理

西红柿肉汁多，对肾炎患者有很好的食疗作用。西红柿中的番茄红素具有较强的抗氧化功能，能够清除损害精子的自由基，促进男性的代谢功能，间接有利于男性的性功能。

应用指南

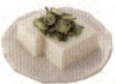 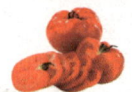 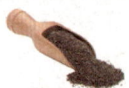 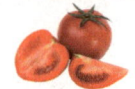 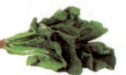 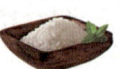

嫩豆腐　　西红柿　　胡椒粉　　　　西红柿　　菠菜　　盐

抗氧化、促代谢，增强性功能

材料：嫩豆腐100克，西红柿块150克

调料：盐4克，胡椒粉、味精各1克，淀粉15克，熟菜油150毫升，白糖3克，食用油适量

做法：将西红柿块加食用油、盐、白糖炒熟；清水、白糖、盐和胡椒粉拌匀，与豆腐块入锅烧沸，淀粉勾芡，加西红柿和菜油，用大火略收汤汁，撒味精即可。

维持酸碱平衡，保护肾脏

材料：西红柿150克，菠菜150克

调料：盐少许

做法：将西红柿洗净，在表面轻划数刀，入滚水氽烫后，撕去外皮，切丁；菠菜去根后洗净，焯水，切长段；锅中加水煮开，加入西红柿煮沸，续放入菠菜；待汤汁再沸，加盐调味即成。

西红柿玉米炒青豆

材料：青豆、玉米、西红柿、山药各100克
调料：盐3克，鸡精2克，食用油适量
做法

① 将青豆、玉米均洗净；西红柿洗净，切丁；山药去皮洗净，切丁。② 热锅下油，放入青豆、玉米、山药炒至五成熟，再放入西红柿一起炒。③ 加入盐、鸡精调味，炒熟后装盘即可。

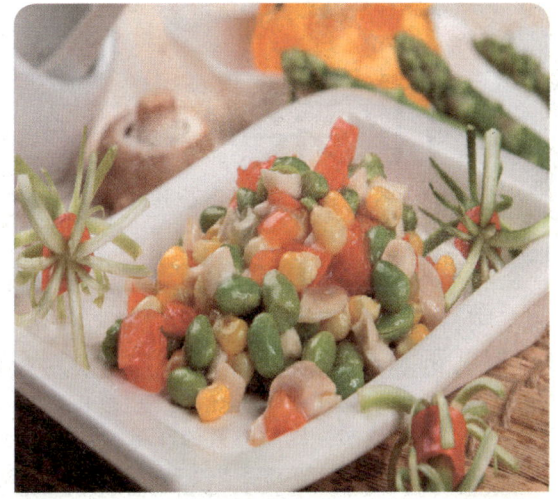

西红柿拌生菜

材料：洋葱1个，西红柿1个，生菜适量
做法

① 将洋葱洗净后，切成合适大小的圈，焯熟备用；生菜择去不新鲜的叶子，洗净，切成均匀小片，焯熟；将西红柿洗净，切成小块，沸水略煮。② 将所有材料依次放进一个大碗中，搅拌均匀即可食用。

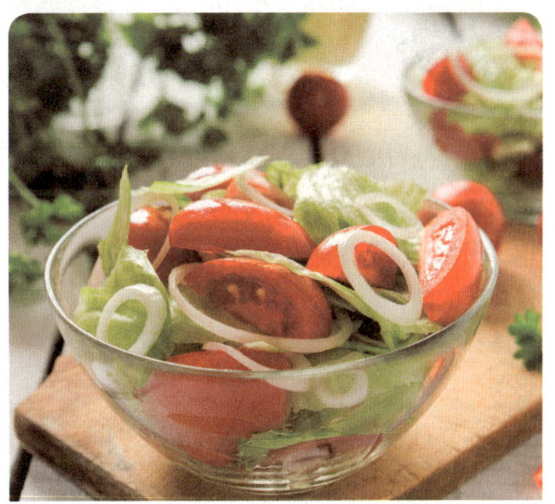

花菜

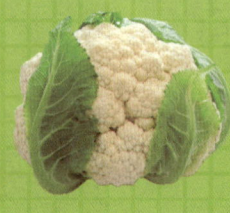

- 别名：菜花、花椰菜、球花甘蓝
- 性味：性凉，味甘
- 归经：归肝、肺经

主打营养素

钙、磷、铁、维生素A、维生素B_1、维生素B_2、维生素C以及蔗糖

养肾原理

花菜所含的多种维生素、纤维素、胡萝卜素及微量元素硒都对补肾强身有益；花菜还有强肾壮骨、补脑填髓、健脾养胃的作用，常食还可提高机体的免疫力。

应用指南

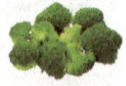 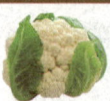 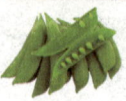 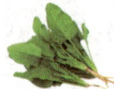 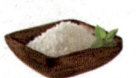

西蓝花　　花菜　　荷兰豆　　　　花菜　　菠菜　　盐

补肾强身，提高免疫力

材料： 西蓝花、花菜各150克，草菇、荷兰豆、洋葱片、西红柿各80克，蒜末适量

调料： 白糖、蚝油、鱼露、食用油各适量

做法： 油锅爆香蒜末，放入洗净的西蓝花、花菜、草菇、洋葱片、西红柿和水炒熟，放入荷兰豆，快速拌炒数下，再加入白糖、蚝油、鱼露拌匀调味，出锅即可。

强肾壮骨，缓解肾虚病症

材料： 花菜1个，菠菜适量

调料： 盐、食用油各适量

做法： 将花菜洗净，切成小朵备用；菠菜挑去枯黄叶子，洗净，切成段备用；炒锅烧热，加入适量油，加上花菜均匀翻炒，炒至七分熟时，再加入菠菜一起炒至熟，加盐调味，装盘即可食用。

花菜炒西红柿

材料： 花菜250克，西红柿200克，香菜段10克

调料： 食用油4克，盐、鸡精适量

做法

① 将花菜洗净切成小朵，余水，沥干；西红柿洗净，切丁。② 锅中加入食用油烧至六成热，将花菜和西红柿丁放入锅中翻炒至熟。③ 最后调入适量盐、鸡精，盛盘，撒上香菜段即可。

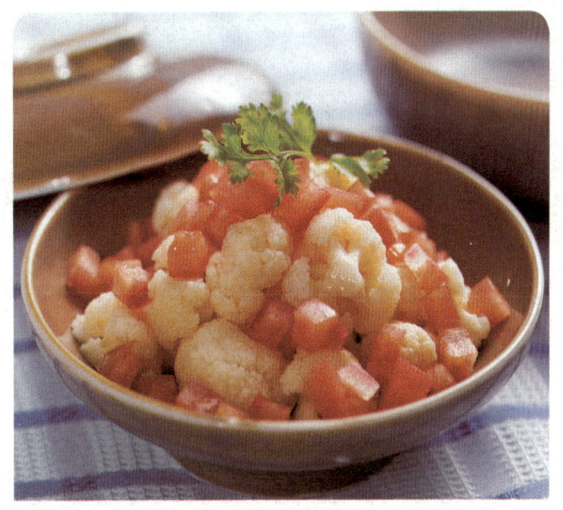

花菜浓汤

材料： 花菜、土豆各1个，葱花适量

调料： 高汤、盐各适量

做法

① 将花菜洗净，切成小朵备用；土豆洗净，去皮，放入锅中蒸熟，然后将土豆压成泥状。② 将土豆泥放进锅中，加上高汤和花菜，大火煮沸。③ 小火煮至成汤，加盐，撒上葱花即可。

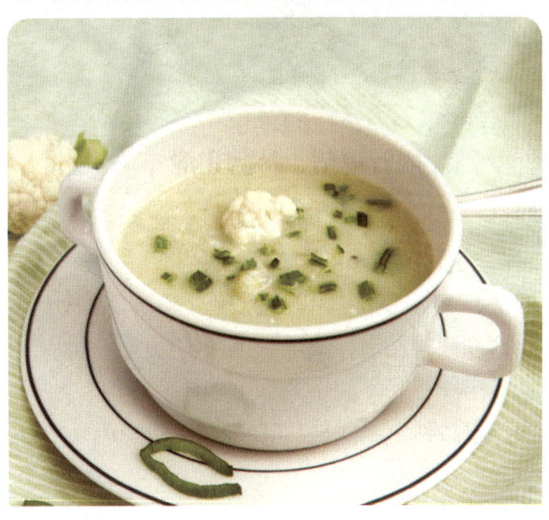

扁豆

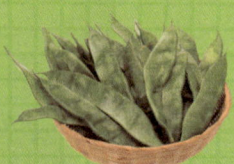

- 别名：菜豆、季豆
- 性味：性平，味甘
- 归经：归脾、胃经

主打营养素

B族维生素、维生素C等

养肾原理

扁豆营养丰富，富含蛋白质、脂肪、碳水化合物、碳水化合物、粗纤维、氨基酸等，可以固肾涩精、补脾止泄，缓解腰膝痹痛、遗精、淋浊、带下、小便不禁、大便泄泻等病症。

应用指南

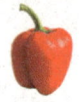 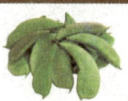 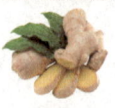 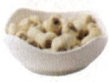 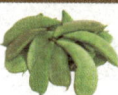 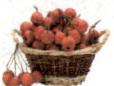

红椒　　扁豆　　姜　　　　莲子　　扁豆　　山楂

固肾涩精、补脾止泄

材料： 辣椒100克，扁豆200克，姜5克
调料： 盐4克，味精3克，食用油适量
做法： 将扁豆洗净切丝；姜、辣椒洗净切丝；往锅中加水，烧沸，下入扁豆丝，焯水后，捞出；锅下油烧热，下姜丝、扁豆、辣椒丝爆炒熟，调入盐、味精，炒匀即可。

补充营养，改善肾虚症状

材料： 扁豆100克，莲子40克，鸡腿300克，丹参、山楂、当归各10克
调料： 盐2克，米酒10毫升
做法： 将诸药材入棉布袋，与水、鸡腿、莲子入锅煮沸，转小火煮45分钟，放入洗净的扁豆，续煮15分钟至扁豆熟软；取出棉布袋，加入盐、米酒后关火即可食用。

蒜香扁豆

材料： 扁豆350克，蒜泥50克
调料： 盐、味精、食用油各适量

做法

① 将扁豆洗净，去掉两边的筋和粗纤维，整条截一刀，锅中加入适量水煮沸，将扁豆入沸水中稍焯。② 锅内放入少许油烧热，下入蒜泥煸香。③ 加入扁豆同炒，放入盐、味精炒至断生即可。

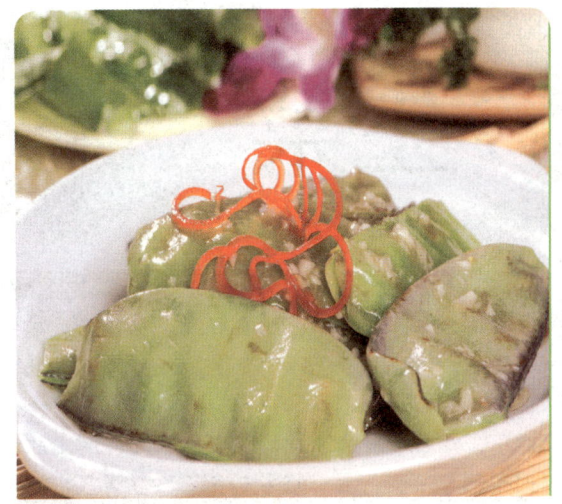

扁豆炒黄瓜

材料： 玉米、黄瓜各200克，甜椒、虾仁、扁豆各50克
调料： 盐3克，鸡精2克，酱油、水淀粉、食用油各适量

做法

① 将玉米洗净煮熟，摆盘。② 锅下油烧热，加虾仁略炒，入洗净的黄瓜、甜椒、扁豆翻炒。③ 加盐、鸡精、酱油炒至入味，用水淀粉勾芡，装盘即可。

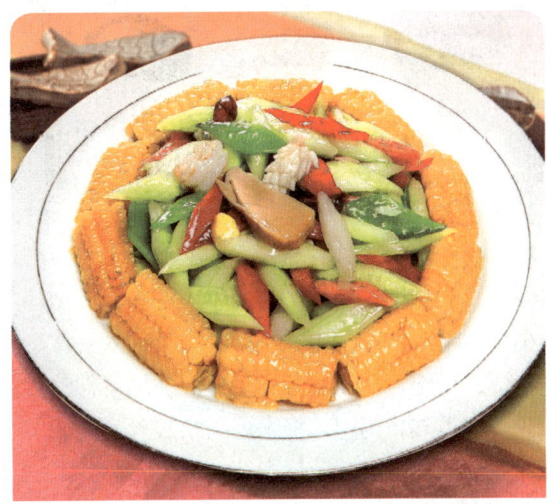

生菜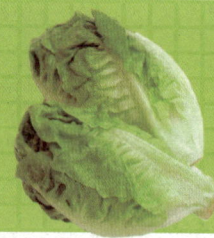

- **别名**：叶用莴笋、鹅仔菜、莴仔菜
- **性味**：性凉，味甘
- **归经**：归心、肝、胃经

主打营养素

碳水化合物、蛋白质、膳食纤维、莴苣素、矿物质、维生素A、维生素C、钙、磷

养肾原理

生菜是一种高蛋白质、低脂肪、低胆固醇、多维生素的食材，具有清肝利胆、滋阴补肾的作用，对目赤肿痛、肺热咳嗽、消渴、脾虚腹胀等也有一定的食疗作用。

应用指南

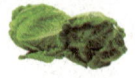 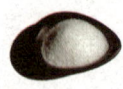 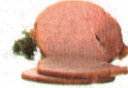

生菜　　　甜椒　　　味精　　　　　生菜叶　　　火腿　　　豆腐皮

清肝利胆、滋阴补肾

材料：生菜150克，甜椒10克，毛豆200克
调料：盐3克，味精2克，生抽8毫升
做法：将甜椒洗净，切块；生菜洗净，撕成小块；毛豆洗净备用；甜椒、生菜放入开水稍烫，捞出，沥干水分；毛豆放在加了盐的开水中煮熟，捞出。将上述材料放入容器，加盐、味精、生抽搅拌均匀，装盘即可。

保护肝肾，预防肾炎、肾衰

材料：生菜叶250克，火腿、豆腐皮各适量，姜丝、熟芝麻各适量
调料：盐2克，醋、酱油各适量
做法：火腿切丝；豆腐皮洗净切长条；生菜叶、豆腐皮入沸水中焯熟；生菜叶切段，分别和姜丝、火腿丝用豆腐皮绑紧，入盘；调料与熟芝麻加水拌匀做成麻酱，作为蘸料。

蒜蓉生菜

材料：生菜500克，蒜蓉10克

调料：食用油、盐、味精、鸡精各适量

做法

① 将生菜清洗干净。② 将炒锅洗净，加适量水，放入盐、食用油，下生菜氽水，捞出再用冷水冲凉。③ 在锅内下适量食用油，烧热油，下入蒜蓉炒香后，下入生菜、盐、味精、鸡精，炒熟后起锅装入盘内即可。

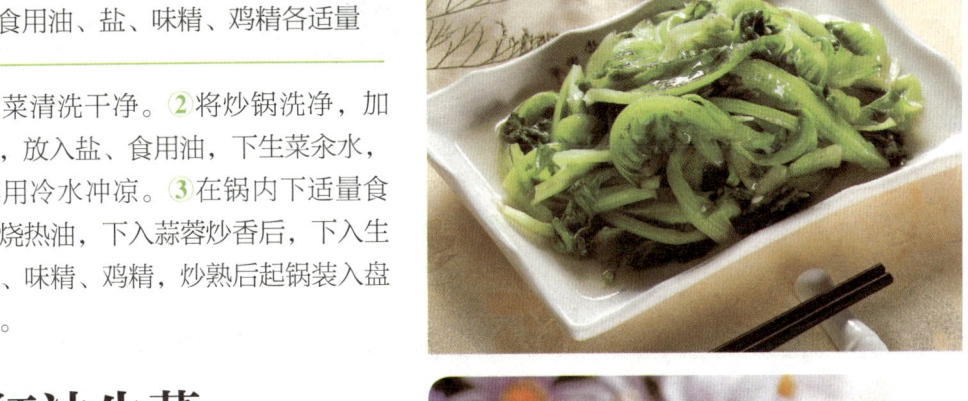

红油生菜

材料：生菜600克，蒜蓉10克

调料：盐3克，味精2克，白糖2克，清油10毫升，红油20毫升，水淀粉15毫升，胡椒粉1克，芝麻油少许，清汤适量

做法

① 将清汤、盐、清油烧沸，生菜焯水。② 炒锅加油烧热，蒜蓉煸炒，加清汤、味精、盐、白糖。③ 用水淀粉勾芡，加红油、胡椒粉、芝麻油，浇在生菜上即成。

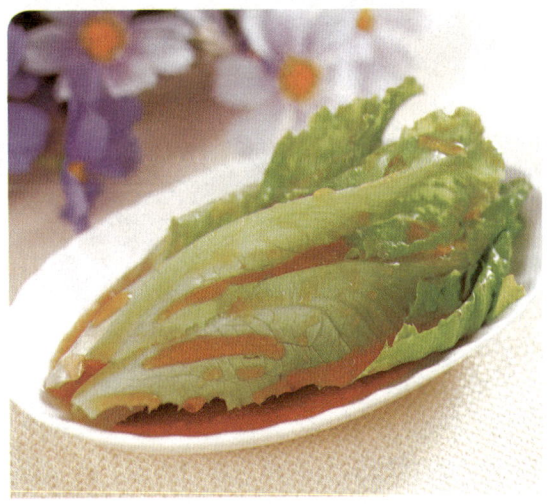

芹菜

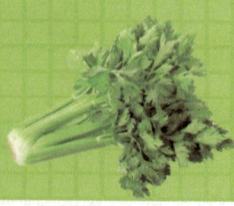

- **别名**：蒲芹、香芹
- **性味**：性凉，味甘、辛
- **归经**：归肺、胃、经

主打营养素

蛋白质、甘露醇、膳食纤维、维生素A、维生素C、维生素P、钙、铁、磷

养肾原理

芹菜是"蔬菜中的补肾之王"，含有的一种碱性成分能够有效地镇静安神，对肾病所致的烦渴、水肿、小便不利等也有一定的功效。

应用指南

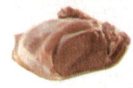 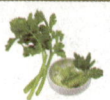 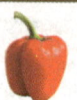 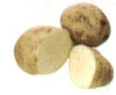 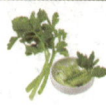 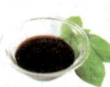

瘦肉　　芹菜　　红椒　　　　土豆　　芹菜　　醋

辅助治疗小便不利

材料：芹菜段150克，瘦肉100克，红椒丝30克，蒜片、姜片各8克

调料：盐、味精各2克，酱油、食用油各适量

做法：将瘦肉洗净切片；锅中加油烧热，用蒜片和姜片炝锅，加芹菜段、红椒丝翻炒，加盐、味精炒熟盛出；将瘦肉片、酱油入锅翻炒，放入芹菜段和红椒丝炒匀即可。

利水消肿、补肾养肾

材料：土豆300克，芹菜200克

调料：盐3克，鸡精2克，酱油、醋、食用油各适量

做法：将土豆去皮洗净，切丝；芹菜洗净，切段；锅中加油烧热，放入土豆丝、芹菜炒至八成熟，加盐、鸡精、酱油、醋调味，炒熟装盘即可。

胡萝卜芹菜拌腐竹

材料：芹菜300克，腐竹200克，胡萝卜50克

调料：盐3克，芝麻油、醋各8毫升

做法

①将腐竹浸泡洗净，切丝。②将芹菜去叶洗净切段；胡萝卜去皮洗净，切丝，放沸水中烫一下捞出，用凉开水过凉后，沥干水分，盛入碗里。③芝麻油、盐、醋倒入碗里，与芹菜、腐竹、胡萝卜拌匀即可。

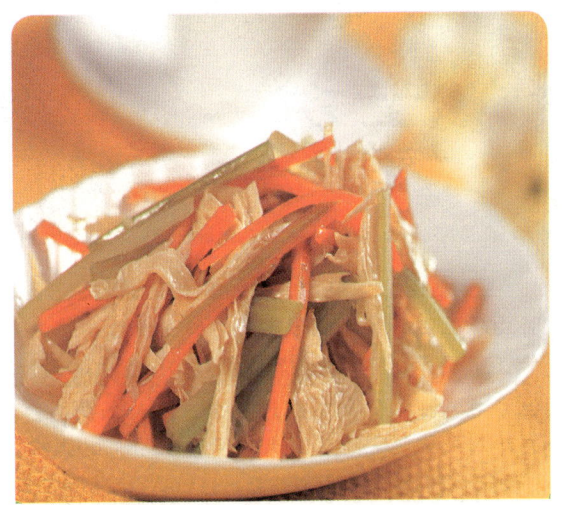

芹香黑木耳

材料：芹菜200克，黑木耳100克，圣女果1个

调料：盐3克，味精1克，食用油适量

做法

①将芹菜洗净，取梗切成段；黑木耳用水泡发，去蒂洗净。②芹菜入沸水中，加盐、味精，焯熟，捞出，再入黑木耳，焯熟，捞出。③将芹菜整齐码放盘中，放上黑木耳，点缀上洗净的圣女果即可。

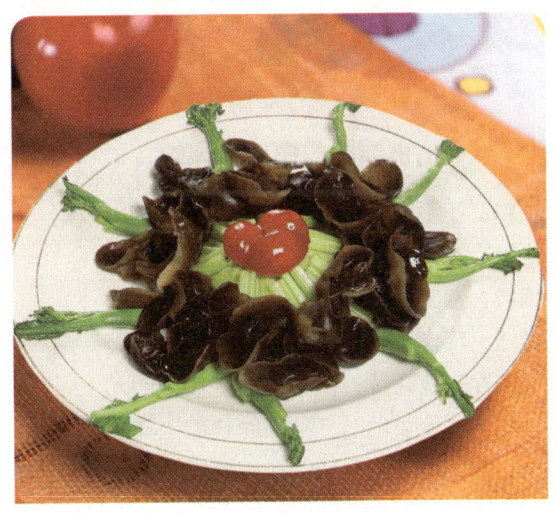

洋葱

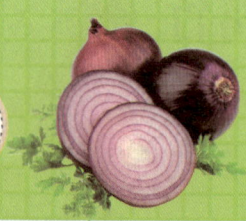

- **别名**：玉葱、葱头、洋葱头、圆葱
- **性味**：性温，味甘、微辛
- **归经**：归肝、脾、胃经

主打营养素

蛋白质、粗纤维、胡萝卜素、维生素B_1、维生素B_2、维生素C及多种氨基酸

养肾原理

洋葱具有消炎抑菌、利尿止泻等多重作用，更是目前所知道的唯一含前列腺素的植物，能保护前列腺。它不但享有"菜中皇后"的美称，也是壮阳佳品。

应用指南

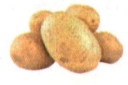 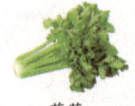 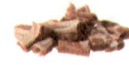 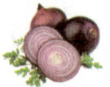 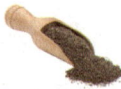

土豆　　洋葱　　芹菜　　　　排骨　　洋葱　　胡椒粉

消炎抑菌，保护前列腺

材料：土豆500克，洋葱150克，芹菜、香菜各35克

调料：盐3克，胡椒粉2克，食用油适量

做法：将洋葱、香菜、芹菜洗净，切碎；土豆洗净去皮切片；锅中加油烧热，倒入土豆片煎至呈金黄色时，翻面煎；加入洋葱、芹菜、香菜炒熟，再撒入盐和胡椒粉即可。

利尿止泻、滋肾填精

材料：排骨750克，洋葱250克，姜丝5克

调料：白糖5克，盐、胡椒粉、味精各适量，酱油10毫升，食用油50毫升

做法：将洋葱和排骨洗净，加酱油、胡椒粉、味精、姜丝、盐腌制；平底锅放油，将排骨煎至八成熟；炒锅放油，洋葱爆香，倒入排骨，加水，小火炖，放白糖煮入味后出锅。

洋葱炒芦笋

材料：洋葱150克，芦笋200克
调料：盐3克，味精少许，食用油适量
做法

① 将芦笋洗净，切成斜段，装入盘中备用；洋葱洗净，切成片备用。② 锅中加水烧开，下入芦笋段稍焯后捞出沥水。③ 锅中加油烧热，下入洋葱爆香后，再下入芦笋稍炒，下入盐和味精炒匀即可。

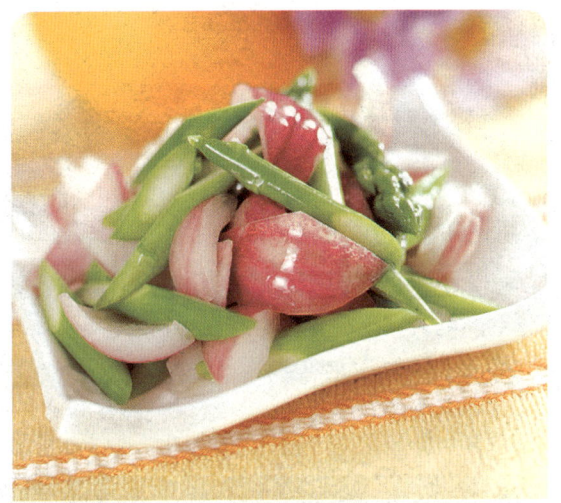

洋葱生菜沙拉

材料：洋葱1个，生菜适量，西红柿1个
调料：盐、奶酪各少许
做法

① 将洋葱洗净后，切成均匀的条状；生菜挑去不新鲜的叶子后，洗净，切成小片；西红柿洗干净，切成块状。② 将所有材料放进盘中，加上少许盐和奶酪，搅拌均匀即可食用。

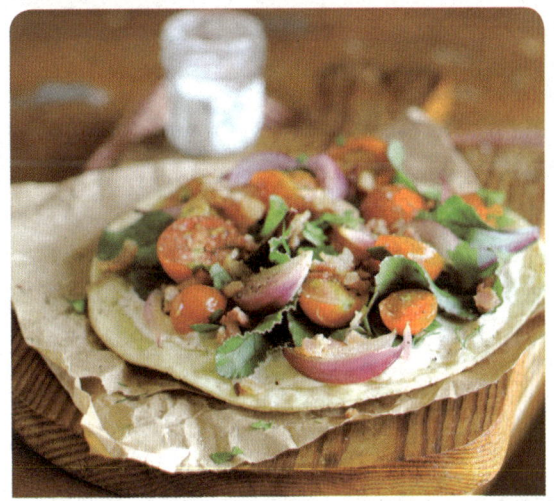

丝瓜

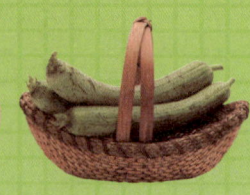

- **别名**：布瓜、绵瓜、絮瓜、天丝瓜、倒阳菜
- **性味**：性凉，味甘
- **归经**：归肝、胃经

主打营养素

皂苷、黏液、木聚糖、脂肪、蛋白质、B族维生素、维生素C、膳食纤维

养肾原理

丝瓜中含有蛋白质、脂肪、碳水化合物等多种营养物质，具有通乳、解毒、疏肝、活血、利尿的功效。

应用指南

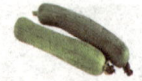 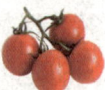 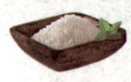

丝瓜　　西红柿　　盐

行血脉、补肾益肾

材料：丝瓜250克，西红柿100克

调料：鸡油10克，食用油、盐、味精各适量

做法：将丝瓜洗净，去皮，切块；西红柿洗净，切块；热锅下油，放入丝瓜和西红柿翻炒，加入适量水稍焖；放入鸡油、盐和味精调味，焖熟出锅即可。

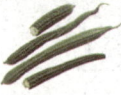 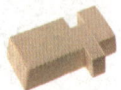 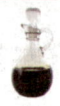

丝瓜　　嫩豆腐　　酱油

补肾行血，调理月经不顺

材料：丝瓜150克，豆腐块200克，姜丝10克，葱丝15克

调料：盐4克，味精2克，酱油4毫升，米醋少许，食用油适量

做法：将丝瓜切片；锅入油烧热，入姜、葱煸香，加水、豆腐块、丝瓜煮沸，转小火煮3分钟，加盐、味精、酱油、米醋即可。

蒜蓉丝瓜

材料：丝瓜500克，猪肉末100克，葱花、蒜末、红椒圈各适量

调料：食用油、盐、鸡精、酱油、醋各适量

做法

① 将丝瓜去皮洗净，切段摆盘。② 锅下油烧热，入蒜末、红椒爆香后，放入肉末略炒，加盐、鸡精、酱油、醋调味，炒至八成熟后，淋在摆好的丝瓜上，入蒸锅蒸熟，最后撒上葱花即可。

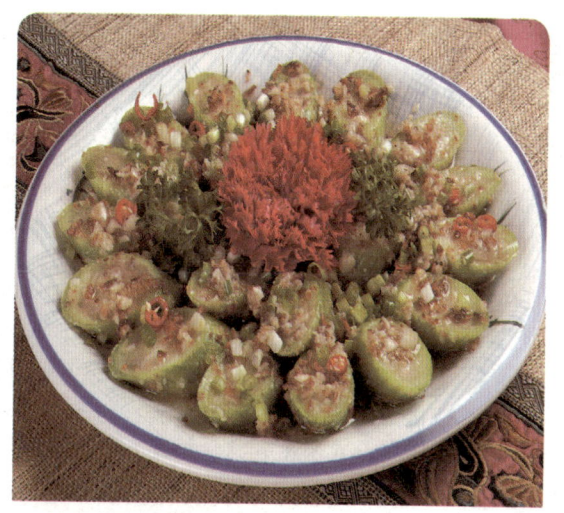

炒丝瓜

材料：丝瓜300克，红甜椒少许

调料：盐3克，鸡精2克，食用油适量

做法

① 将丝瓜削去皮，洗净，切成块，装入盘中备用；红甜椒去蒂，洗净，切成片。② 锅中下油烧热，放入丝瓜块、红甜椒片，炒至八成熟。③ 加盐、鸡精调味后，炒熟装盘即可。

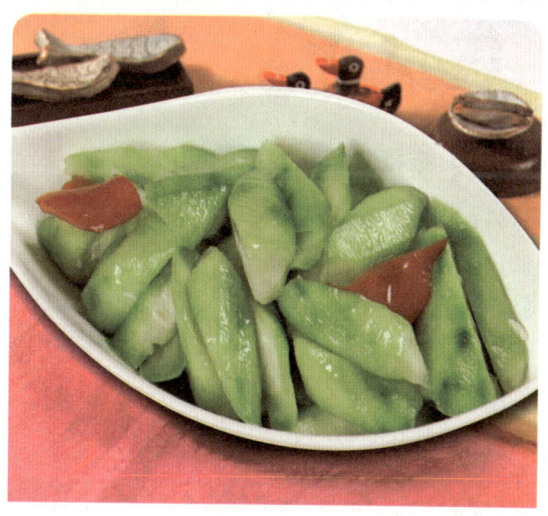

胡萝卜

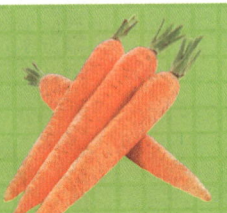

- **别名**：红萝卜、金笋、丁香萝卜
- **性味**：性平，味甘、涩
- **归经**：归心、肺、脾、胃经

主打营养素

蛋白质、脂肪、碳水化合物、胡萝卜素、B族维生素、维生素C

养肾原理

胡萝卜含丰富的维生素和胡萝卜素，对于肠胃不适、便秘、性功能低下以及营养不良等症状有食疗作用。肾病患者多食胡萝卜还能够增强免疫功能，有助于补肾养肾。

应用指南

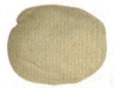
面团

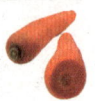
胡萝卜

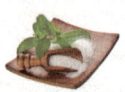
糖

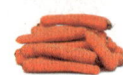
胡萝卜

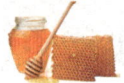
蜂蜜

维持眼睛和皮肤的健康

材料：面团500克，胡萝卜200克
调料：糖适量
做法：将胡萝卜洗净切块，入搅拌机中打成胡萝卜汁；将胡萝卜汁倒入面团中揉匀，揉匀后的面团用擀面杖擀薄；将面皮从外向里卷起，卷成圆筒形后，再搓至纯滑，切成馒头大小的形状，放置醒发后再上笼蒸熟即可。

增强免疫功能，补肾养肾

材料：胡萝卜适量
调料：蜂蜜适量
做法：将胡萝卜洗净，去皮，切成块；锅中加入适量水烧开，将胡萝卜块入沸水中略焯一下，然后再将焯过的胡萝卜放进榨汁机中榨成汁，倒进杯中，加上适量蜂蜜，搅拌均匀，即可食用。

胡萝卜红薯牛奶

材料：胡萝卜70克，红薯1个，核桃仁1克，牛奶250克，炒过的芝麻1小勺

调料：蜂蜜1小勺

做法

① 将胡萝卜洗净，削去皮，切成小块放入盘中备用；红薯洗净，去皮，切小块。② 锅上火，加水烧开，将胡萝卜、红薯均用开水焯一下。③ 将所有材料放入榨汁机搅打成汁，倒入杯中，调入蜂蜜饮用。

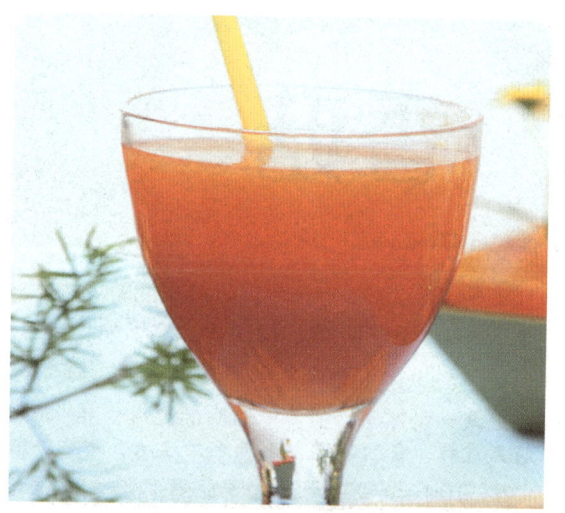

胡萝卜蔬菜汤

材料：胡萝卜1根，甜椒、土豆各1个，豆腐、豆角、豌豆、香菜各适量

调料：盐、食用油各适量

做法

① 将胡萝卜、土豆去皮，切块；甜椒切圈；豆腐切块；豆角切段。② 将胡萝卜、土豆、豆腐、豌豆入锅，加水、食用油，大火煮沸，加上甜椒和豆角，再转为小火，煮至成汤。③ 加盐、香菜调味即可。

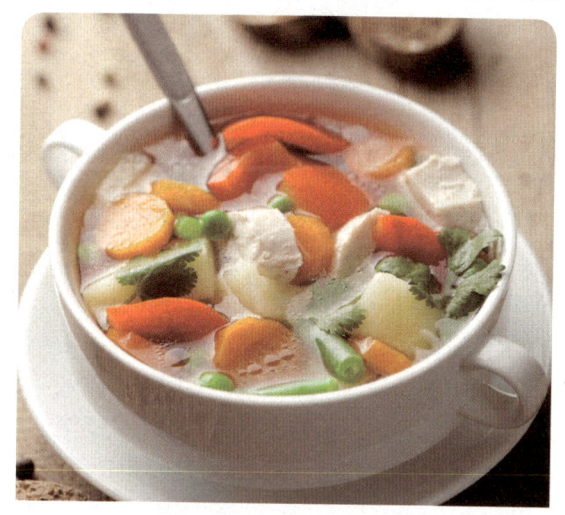

香菇

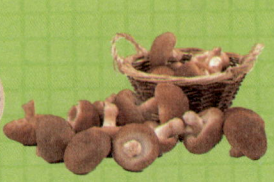

- 别名：菊花菇、合蕈
- 性味：性平，味甘
- 归经：归脾、胃经

主打营养素

香菇多糖、天门冬素、腺嘌呤、三甲胺、甘露醇、海藻糖、烟酸

养肾原理

香菇是一种高蛋白质、低脂肪的健康食品，富含18种氨基酸，活性高、易吸收，多食能缓解脾胃虚弱、食欲减退、少气乏力症状，还有补肝肾、健脾胃、益智安神、美容养颜之功效。

应用指南

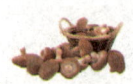 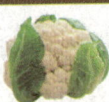 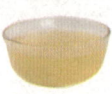 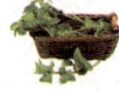 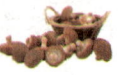 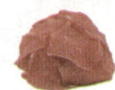

香菇　　花菜　　鸡汤　　　　薄荷　　香菇　　猪瘦肉

补肝肾、健脾胃

材料：香菇50克，花菜100克，鸡汤200克，葱丝、姜丝各适量

调料：食用油、盐、味精、淀粉、鸡油各适量

做法：将花菜洗净切朵，焯水；香菇洗净切丝；锅中下油烧热，放入葱、姜煸香，放入盐、味精、鸡汤、香菇、花菜，用小火烧至入味后，以淀粉勾芡，淋鸡油，翻匀即可。

补充营养，防治少气乏力

材料：薄荷8克，香菇100克，猪瘦肉150克，葱花少许

调料：盐2克

做法：将香菇洗净，用手撕成两半；猪瘦肉洗净切片；薄荷洗净备用；将薄荷、香菇和肉片放入水中煮约8分钟，加盐调味，起锅后放入少许葱花即可。

玉米烧香菇

材料： 香菇75克，玉米粒50克，青椒末、红椒末各50克

调料： 食用油、盐、米酒、高汤各适量

做法

① 将玉米粒洗净备用。② 将香菇洗净，用温水泡发后去梗。③ 炒锅上火注油烧热，放入玉米粒、香菇、盐和高汤烧至五成熟，加入青、红椒翻炒至熟，烹入米酒即可。

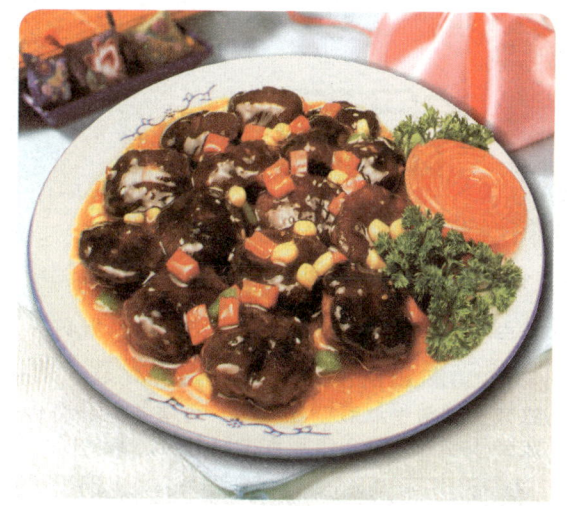

香菇扒油菜

材料： 香菇、油菜各500克，枸杞子5克，辣椒2个

调料： 蚝油15克，盐3克，味精1克，淀粉适量

做法

① 将油菜洗净，在头部切"十"字形，插入枸杞子。② 水烧开，油菜焯熟，摆入盘中；香菇入笼蒸熟。③ 锅中倒水，加所有调料勾芡后，再加香菇，浇在油菜上即可。

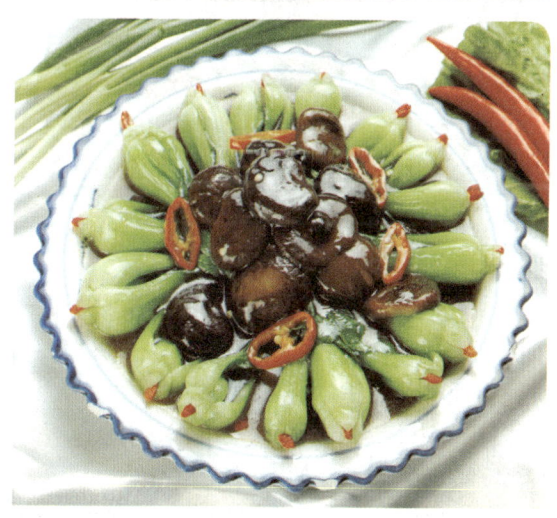

银耳

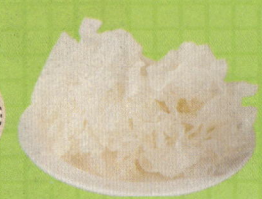

- **别名**：白木耳、雪耳、银耳子
- **性味**：性平，味甘
- **归经**：归肺、胃、肾经

主打营养素

蛋白质、脂肪、多种氨基酸、矿物质及肝糖

养肾原理

银耳有"菌中之冠"的美称，含有丰富的蛋白质和维生素，有润肺止咳、补肾强心、消除疲劳等功效。多食银耳可滋阴补肾、提神补气。

应用指南

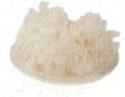 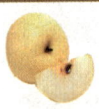 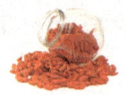
银耳　　雪梨　　枸杞子

 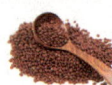 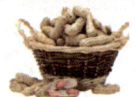
银耳　　红豆　　花生

滋阴补肾，提神补气

材料：银耳30克，雪梨1个，枸杞子10克

调料：冰糖适量

做法：将雪梨洗净，去皮、去核，切小块待用；银耳泡半小时后，洗净，撕成小朵；枸杞子洗净待用；锅中倒入清水，放银耳，大火烧开，转小火将银耳炖烂，放入枸杞子、雪梨、冰糖，炖至梨熟即可。

补充维生素，增强肾脏代谢功能

材料：银耳、麦仁、糯米、红豆、芸豆、绿豆、花生米各20克

调料：白糖3克

做法：将银耳、麦仁、糯米、红豆、芸豆、绿豆、花生米分别泡发；锅置火上，加水，放入杂粮辅料等煮至米粒开花；再放入银耳同煮粥浓稠时，调入白糖拌匀即可。

山楂银耳豆浆

材料: 黄豆60克,山楂40克,银耳20克

做法

① 将黄豆放入碗中,倒适量清水,用清水泡软后,捞出洗净;山楂洗净,去核切粒;银耳泡发洗净。② 将上述所有材料放入豆浆机中。③ 加适量水搅打成豆浆,烧沸后滤出即可。

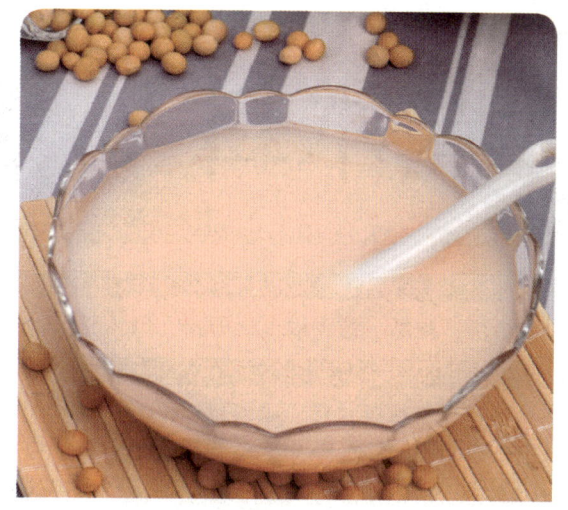

桂圆银耳粥

材料: 银耳、桂圆肉各适量,大米100克
调料: 白糖5克

做法

① 将大米用温水浸泡半小时,捞出沥干水分;银耳泡发洗净,切碎;桂圆肉洗净。② 锅置火上,放入大米,倒入清水煮至米粒开花。③ 待粥至浓稠状时,放入银耳、桂圆同煮至熟,调入白糖拌匀即可食用。

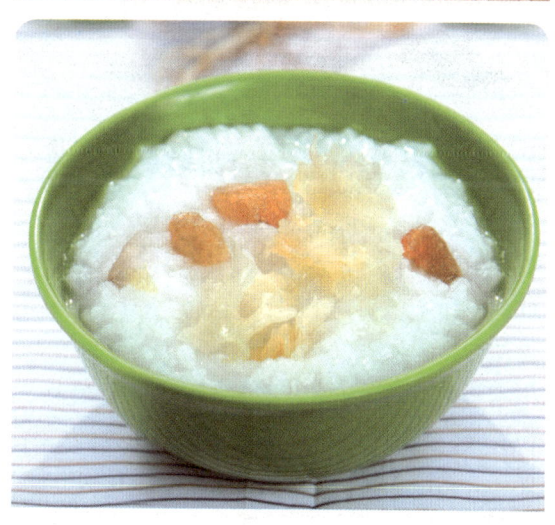

黑木耳

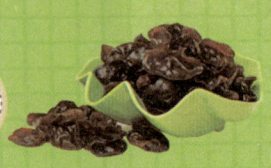

- **别名**：木耳、木菌、光木耳、树耳、木蛾、黑菜
- **性味**：性平，味甘
- **归经**：归大肠、胃经

主打营养素

蛋白质、脂肪、钙、碳水化合物、维生素B_1、膳食纤维

养肾原理

黑木耳含蛋白质、钙、磷、铁以及胡萝卜素、维生素等多种营养物质，具有补气补肾、凉血止血等功效。黑木耳临床常用于辅助治疗崩中漏下、体虚等病症。

应用指南

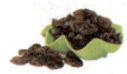 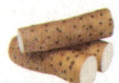 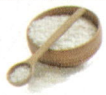

黑木耳　　山药　　大米

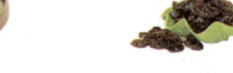 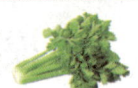

黑木耳　　橄榄油　　芹菜

健脾养胃，滋肾益精

材料：水发黑木耳20克，山药30克，大米100克，葱花少许

调料：盐2克，鸡精1克，芝麻油5毫升

做法：将大米洗净；山药去皮洗净，切块；黑木耳切丝；锅注水，入大米，大火煮至米粒绽开，入山药、黑木耳，小火煮至粥成，加盐、鸡精入味，淋芝麻油，撒葱花即可。

补气补肾，改善体虚

材料：黑木耳100克，芹菜200克

调料：橄榄油、盐、味精各适量

做法：将芹菜洗净，去梗切成段；黑木耳用水泡发，去蒂洗净；炒锅倒油烧至六成热，放入芹菜、黑木耳翻炒；调入盐、味精调味，炒至熟即可。

鸡汁黑木耳

材料：水发黑木耳150克，油菜200克，火腿适量

调料：盐2克，鸡汁15毫升，清汤适量

做法

① 将黑木耳洗净；油菜洗净略烫；火腿切丝。② 锅内倒入清汤烧开，放入油菜、黑木耳煮熟，加盐调匀，连清汤一起倒入盘中。③ 撒上火腿丝，淋上鸡汁即可。

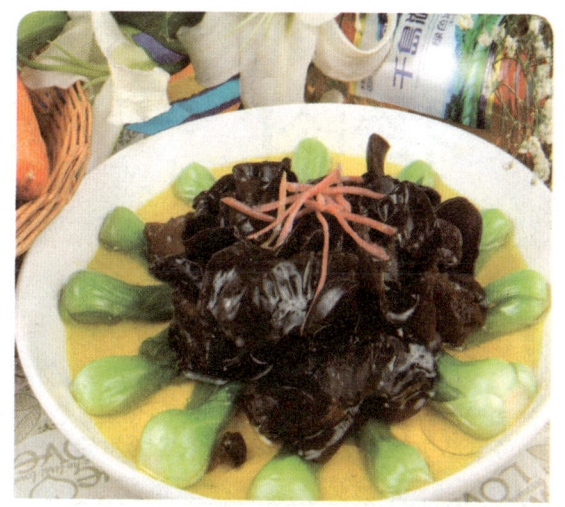

山药拌木耳

材料：山药50克，水发黑木耳30克，红椒圈适量

调料：盐、芝麻油、白糖、橙汁各适量

做法

① 将山药去皮洗净，切成细丝，用凉水洗5分钟，下沸水中焯一下。② 将黑木耳洗净，切成细丝；将红椒圈和盐、木耳丝一起拌入山药丝中。③ 将芝麻油、白糖和橙汁调成汁，浇在山药丝上即可食用。

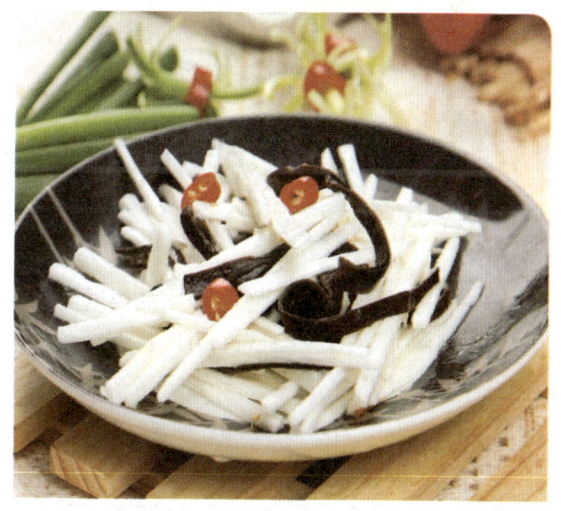

猪肉

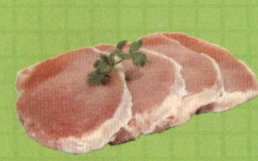

- 别名：豕肉、豚肉、彘肉
- 性味：性温，味甘、咸
- 归经：归脾、胃、肾经

主打营养素

蛋白质、脂肪、碳水化合物、磷、钙、铁、维生素B_1、维生素B_2、烟酸

养肾原理

猪肉营养丰富，蛋白质和胆固醇的含量高，还富含维生素B_1和锌等，对肾病引起的体虚乏力等症状有缓解功效，是人们最常食用的动物性食品。

应用指南

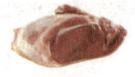 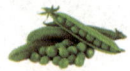 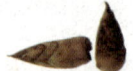 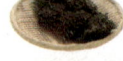 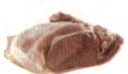 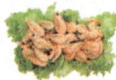

猪瘦肉　　豌豆　　冬笋　　　　　紫菜　　猪肉　　虾米

补肾益精，缓解肾虚症状

材料：猪瘦肉300克，豌豆、冬笋、西红柿各适量

调料：盐、味精各3克，淀粉、食用油各适量

做法：将冬笋、西红柿洗净切块；豌豆洗净；猪肉洗净切片，加盐、味精、淀粉拌匀，滑熟；锅内留油，下入西红柿、冬笋、豌豆、肉片炒熟，加盐调味，待沸后勾芡即成。

改善肾病引起的体虚和乏力

材料：白菜心30克，紫菜20克，猪肉80克，虾米30克，大米150克

调料：盐、味精各适量

做法：将猪肉切丝；白菜心切丝；紫菜泡发；大米淘净；锅加水、大米，煮开后改中火，下猪肉、虾米煮至虾米变红，改小火，入白菜心、紫菜熬粥，加盐、味精调味即可。

猪肚菇猪肉汤

材料：猪肚菇150克，葱5克，姜4克，猪肉100克

调料：盐4克，味精3克，清汤适量

做法

① 将猪肉洗净，切成小方块；猪肚菇洗净撕成小条；姜洗净切片；葱洗净切花备用。② 锅中下清汤烧开，下入姜片、猪肉块煮熟后，加入猪肚菇。③ 以大火煮20分钟后，调入盐、味精，撒上葱花即可。

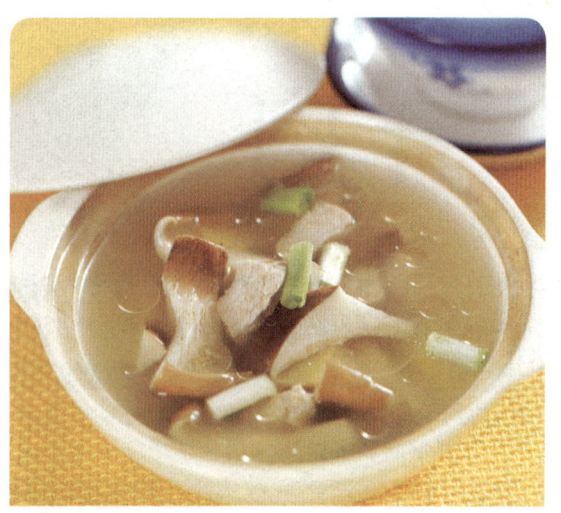

白菜梗青豆炒肉片

材料：猪肉300克，白菜梗、青豆各200克，红辣椒适量

调料：盐4克，鸡精2克，淀粉10克，食用油、酱油、芝麻油各适量

做法

① 将猪肉切片，用酱油、淀粉腌渍；青豆焯水；白菜梗切段。② 锅中下油烧热，将肉片入锅爆炒，加青豆和白菜梗翻炒，加盐、鸡精和红椒同炒熟，淋芝麻油即可。

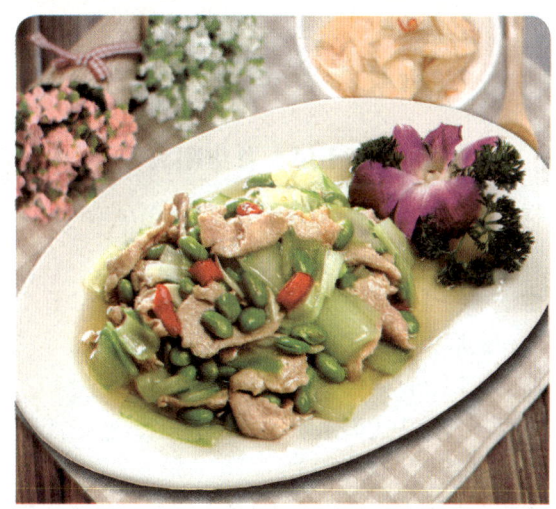

羊肉

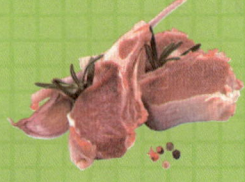

- **别名**：羝肉、羯肉
- **性味**：性热，味甘
- **归经**：归脾、胃、肾、心经

主打营养素

碳水化合物、锰、膳食纤维、维生素A、维生素C、维生素E、锌、胆固醇

养肾原理

羊肉含有丰富的蛋白质，营养十分全面，具有补血益气、温中暖肾之功效，可以缓解气血不足、肾虚阳衰、腰膝酸软、尿频、阳痿等症。

应用指南

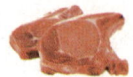 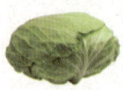 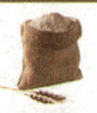 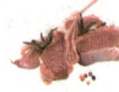 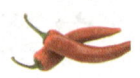

羊肉　　包菜　　面粉　　　　　羊肉　　洋葱　　红椒

缓解气血不足、肾虚阳衰

材料：羊肉200克，包菜200克，面粉适量

调料：盐3克，胡椒粉、柠檬汁各适量

做法：将羊肉切块，包菜切片；将5块羊肉放在锅底，铺一层包菜，再放其余的羊肉，撒上面粉，调入盐、柠檬汁、胡椒粉和适量水煮沸，用中火焖至熟，盛出装盘，浇上原汁即可。

补血益气、温中暖肾

材料：带骨羊肉块600克，洋葱20克，红椒10克，香菜5克

调料：生抽5毫升，盐3克，鸡精5克

做法：将羊肉块洗净，斩件；香菜洗净切段；洋葱、红椒洗净，切块；羊肉入沸水中汆熟，加入生抽、盐、鸡精炖2小时，加洋葱、红椒、香菜拌匀即可。

红薯炖羊肉

材料： 羊肉300克，红薯300克，姜、葱各适量

调料： 盐、料酒各适量

做法

① 将羊肉、红薯洗净，切成块，一起放入瓦锅内，加盐、姜、葱、料酒及适量清水。② 瓦锅置于有水的铁锅内，隔水炖1小时至羊肉熟烂。③ 盛出，装入碗中，凉至温度适中即可食用。

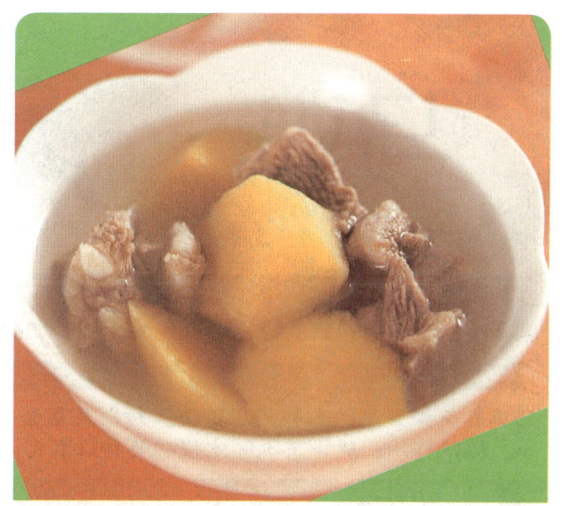

小炒羊肉

材料： 羊肉250克，香菜30克，洋葱15克

调料： 孜然粉8克，盐3克，味精2克，辣椒粉5克，食用油适量

做法

① 将羊肉切片；香菜切段；洋葱切丝垫入锅底烧热。② 另起油锅，将羊肉滑散后捞出。③ 再放入辣椒粉、孜然粉炒香，加羊肉、香菜炒匀，调入盐、味精，盛出装在有洋葱的锅中即可。

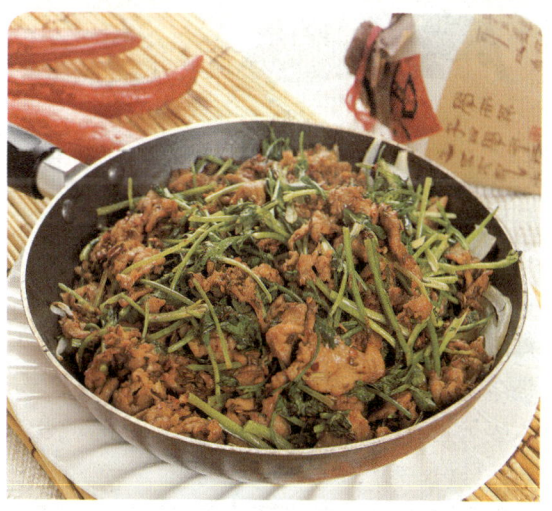

乌鸡

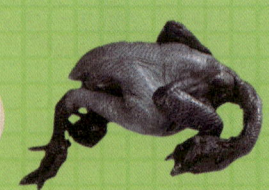

- **别名**：黑脚鸡、乌骨鸡、泰和鸡、药鸡
- **性味**：性平，味甘
- **归经**：归肝、肾经

主打营养素

氨基酸、铁、磷、钙、锌、镁、维生素B_1、烟酸、维生素E、胆固醇、脂肪

养肾原理

乌鸡具有相当高的滋补药用价值，特别是富含极具滋补作用的黑色素，有滋阴、补肾、养血、填精作用，能调节人体免疫功能和抗衰老。

应用指南

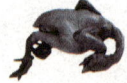 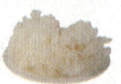 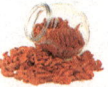

乌鸡　　银耳　　枸杞子

益肾填精、养肝护肾

材料：乌鸡300克，银耳100克，枸杞子10克，姜5克

调料：花生油、盐、味精各适量

做法：将乌鸡处理干净，斩块，氽水；银耳洗净切朵；枸杞子洗净，锅中倒入花生油，入姜炝香，加入水，加盐、味精，下入银耳、乌鸡、枸杞子煲至成熟即可。

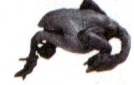 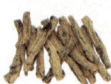 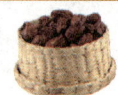

乌鸡　　党参　　红枣

缓解体虚血亏、肝肾不足

材料：乌鸡350克，党参片、红枣、枸杞子各适量

调料：盐5克，鸡精4克

做法：将乌鸡洗净斩件，氽水；党参片、红枣洗净；枸杞子洗净；锅置火上，加水烧沸，入乌鸡、党参、红枣、枸杞子，小火炖熟，加盐、鸡精，转大火稍炖几分钟即可。

百合乌鸡汤

材料：乌鸡1只，百合30枚，姜4克，白米适量

调料：盐4克

做法

① 将乌鸡洗净斩件；百合洗净；姜洗净切片；白米淘洗干净。② 将乌鸡放入锅中汆水，捞出洗净。③ 锅中加适量清水，下入乌鸡、百合、姜片、白米炖煮2小时，加盐调味即可。

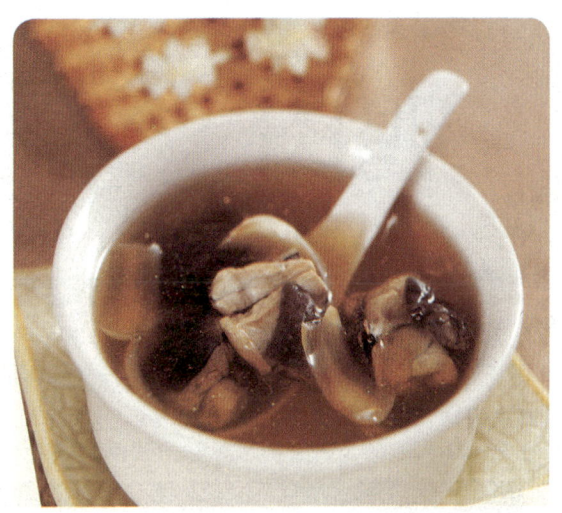

板栗乌鸡煲

材料：乌鸡350克，板栗150克，核桃仁50克

调料：盐少许，味精2克，高汤适量

做法

① 将乌鸡去毛，清除内脏，清洗干净，斩块汆水；板栗去壳洗净；核桃仁洗净。② 炒锅上火，倒入高汤，下入乌鸡、板栗、核桃仁，炒至食材熟透。③ 调入盐、味精，加水煲至熟即可。

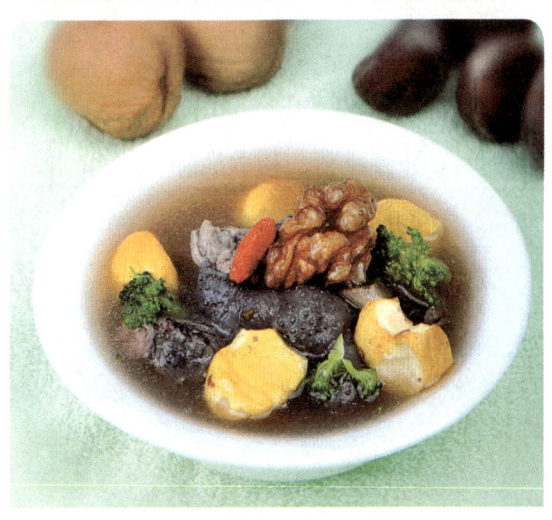

鸭肉

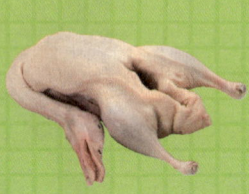

- **别名**：鹜肉、家凫肉、扁嘴娘肉、白鸭肉
- **性味**：性寒，味甘、咸
- **归经**：归脾、胃、肺、肾经

主打营养素

蛋白质、B族维生素、维生素E以及铁、铜、锌等微量元素

养肾原理

鸭肉性寒，滋五脏之阴、清虚劳之热，具有补血行水、利水消肿等功效，经常食用鸭肉能补充人体必需的多种营养成分，对肾病体虚和有水肿症状的人也有很好的疗效。

应用指南

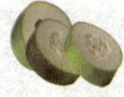 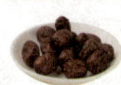 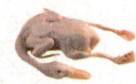 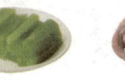 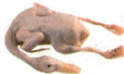 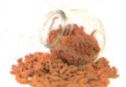

冬瓜　　红枣　　鸭肉　　莴笋　　老鸭　　枸杞子

补肾益精、利水消肿

材料：鸭腿肉250克，冬瓜125克，红枣4颗，葱丝、姜各3克

调料：盐4克

做法：将鸭腿肉洗净斩块，汆水；冬瓜去皮、籽洗净，切成滚刀块；红枣洗净备用；净锅上火倒入水，调入盐、葱、姜，下入鸭腿肉、冬瓜、红枣煲至熟即可。

滋五脏之阴、清虚劳之热

材料：莴笋250克，老鸭150克，枸杞子10克，葱丝、姜丝各2克

调料：盐少许

做法：将莴笋去皮，清洗干净，切块；老鸭洗干净，取肉斩块，汆水；枸杞子清洗干净，备用；煲锅上火，倒入水，调入盐、葱、姜，下入莴笋、老鸭、枸杞煲至熟即可。

鸭子炖黄豆

材料：鸭半只，黄豆200克
调料：上汤750克，盐、味精各适量
做法
① 将鸭洗净，取肉斩块；黄豆洗净泡软。② 将鸭块与黄豆一起放入锅中过沸水，捞出。③ 上汤倒入锅中，放入鸭子和黄豆，炖1小时，调入盐、味精，盛出，装入碗中，凉至温度适中即可食用。

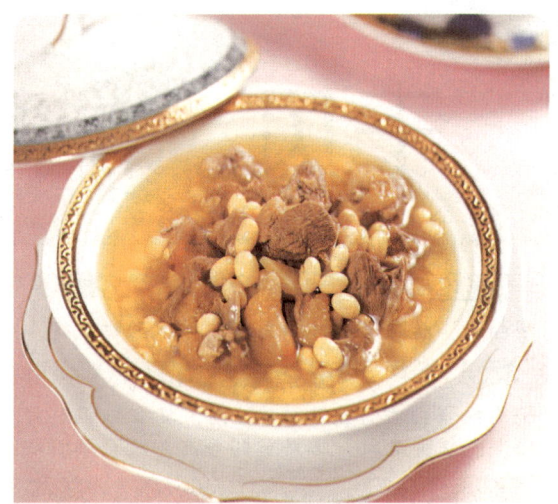

菠萝烤鸭

材料：挂炉烤鸭1只，菠萝1个
调料：盐、酱油、醋、芥末、芝麻油各适量
做法
① 用芥末、酱油、醋、盐、芝麻油兑成汁。② 将烤鸭剁成4厘米长、3厘米宽的长方块，码入盘内，再将菠萝去皮，洗净切成扇块。③ 将菠萝扇块围在鸭子周围；再将兑好的汁浇在鸭子上即成。

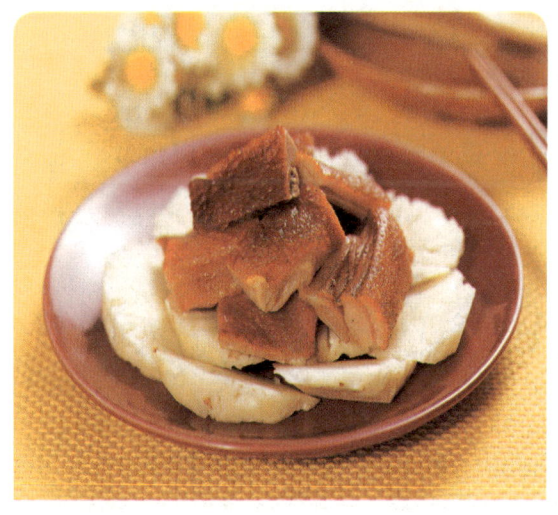

干贝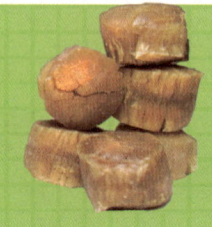

- 别名：江瑶柱、马甲柱、角带子
- 性味：性平，味甘、咸
- 归经：归脾经

主打营养素

蛋白质、脂肪、多种维生素、谷氨酸钠及钙、磷、锌

养肾原理

干贝的蛋白质含量高达61.8%，具有滋阴补肾、和胃调中的功能，能缓解头晕目眩、咽干口渴、虚劳咯血、脾胃虚弱等症，适合脾肾阳虚的老年夜尿频多者食用。

应用指南

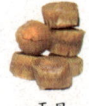 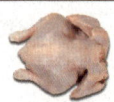 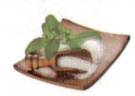 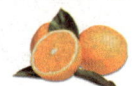

干贝　　鸡肉　　白糖　　　　鲍鱼　　干贝　　橙子

防治脾肾阳虚的老年夜尿频多

材料： 干贝、鸡肉、瘦肉丝各10克，大米150克，葱花8克，姜丝5克，香菜末少许

调料： 盐、鸡精、白糖各适量，芝麻油少许

做法： 将鸡肉切丝；干贝泡发撕碎；锅中注水烧开，入大米煲成粥，放入干贝、姜丝煲5分钟，加入鸡肉丝、瘦肉丝煮熟，撒上葱花、香菜末，加入盐、鸡精、白糖、芝麻油即可。

补充营养、强肾壮骨

材料： 鲍鱼300克，干贝肉50克，橙子1个

调料： 食用油、盐、料酒、鸡精各适量

做法： 将鲍鱼处理干净，加料酒和盐稍腌渍；干贝肉泡发洗净沥干；橙子切成薄片；锅中下油烧热，下鲍鱼和干贝同炒3分钟，加入少许水焖烧片刻，用盐、鸡精调味，起锅摆盘，加橙片围边即可。

油菜虾仁烧干贝

材料：油菜200克，虾仁、干贝各100克，木耳50克，姜片适量

调料：盐3克，食用油、辣椒油、醋各适量

做法

① 将油菜洗净后焯水，沥干后摆盘；虾仁均洗净；干贝、木耳泡发洗净。② 锅中下油烧热，入木耳、姜片翻炒片刻，倒入虾仁、干贝，加辣椒油、醋和开水，焖熟。③ 大火收汁，最后调入盐即可。

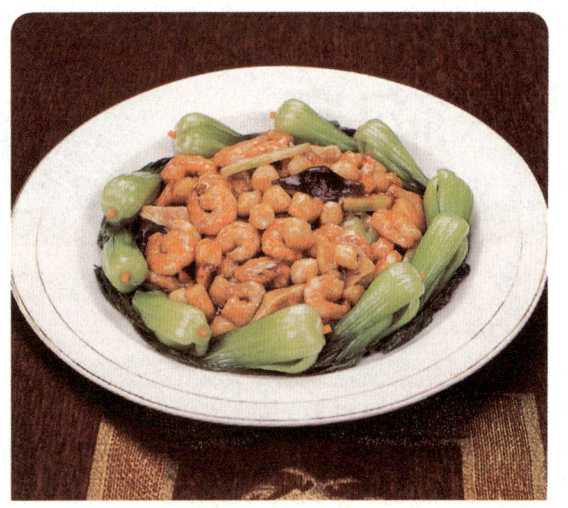

干贝蔬菜粥

材料：枸杞子15克，大米50克，燕麦30克，干贝5克，冬瓜50克，胡萝卜30克，香菇2朵，玉米粒30克

调料：盐、米酒各适量

做法

① 将大米和燕麦浸泡1小时；干贝泡软后剥成丝；冬瓜、胡萝卜、香菇分别切小丁。② 将水、米酒和所有材料放入锅中，熬煮至材料熟透，加入盐拌匀即可。

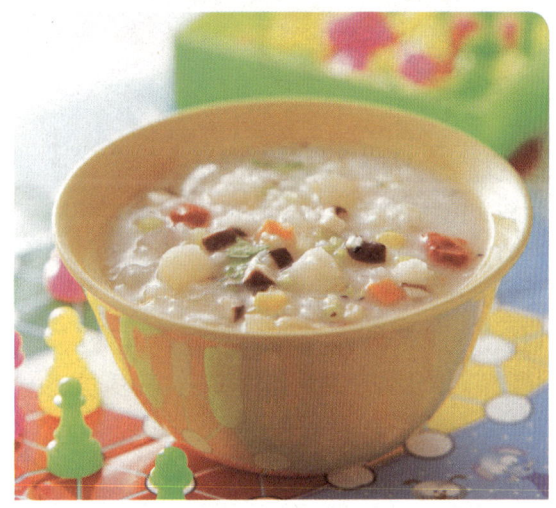

鲍鱼

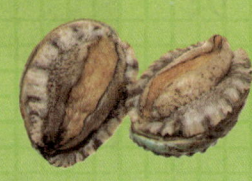

- **别名**：鳆鱼、镜面鱼、九孔螺、明目鱼
- **性味**：性温，味甘、咸
- **归经**：归肝经

主打营养素

蛋白质和人体必需的8种氨基酸

养肾原理

鲍鱼的营养价值极高，富含丰富的球蛋白，能养阴、平肝、固肾，可调整肾上腺素分泌，调节血压，润燥利肠，治月经不调、大便秘结等疾患。

应用指南

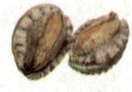 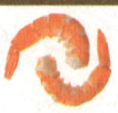 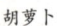 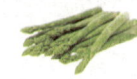 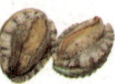 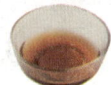

鲍鱼　　虾仁　　胡萝卜　　　　芦笋　　鲍鱼　　料酒

养阴、平肝、固肾

材料：鲍鱼150克，虾仁100克，银杏50克，芦笋、胡萝卜各适量

调料：盐、鸡精各2克

做法：将鲍鱼切小块；虾仁洗净；芦笋洗净，切段；胡萝卜洗净，切丁；银杏洗净；鲍鱼、虾仁入油锅略炒，入银杏、芦笋、胡萝卜炒五成熟，加盐、鸡精调味，炒至断生即可。

提供丰富球蛋白，提高免疫力

材料：芦笋200克，鲍鱼200克，葱末3克，姜末5克，鲜汤适量

调料：盐、味精各3克，料酒适量

做法：将芦笋洗净后切段；鲍鱼洗净，入沸水中氽透；下葱、姜末入油锅中炝锅，再加入料酒，调入鲜汤煮沸，下鲍鱼煨至熟烂后加芦笋段共煮至熟后，调入盐、味精即成。

南非干鲍

材料： 干鲍鱼1只，西蓝花、香菇各适量
调料： 鲍汁适量

做法

① 将干鲍鱼泡发洗净；西蓝花洗净，切小朵；香菇洗净。② 净锅上火，倒入鲍汁，放入干鲍鱼、西蓝花、香菇一起焖烧至熟后。③ 捞出摆盘，均匀地淋上适量鲍汁即可食用。

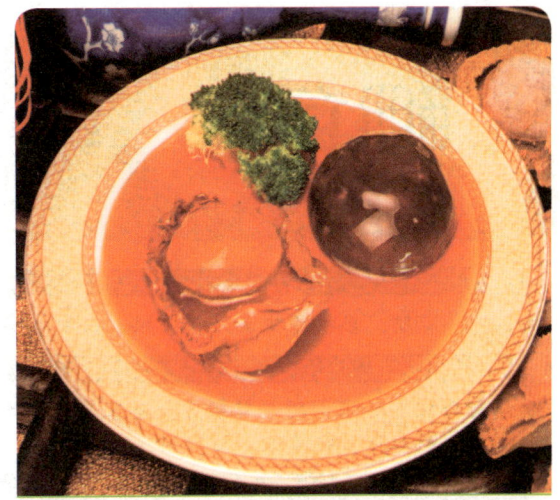

翡翠扒鲜鲍

材料： 鲍鱼350克，西蓝花100克，糖水樱桃适量
调料： 盐3克，食用油、高汤、酱油各适量

做法

① 将鲍鱼切花刀；西蓝花掰成小朵焯熟后，摆在盘中间。② 热锅下油，入鲍鱼略炒，注入高汤，加盐、酱油调味，焖烧至熟，盛盘，用糖水樱桃装饰即可。

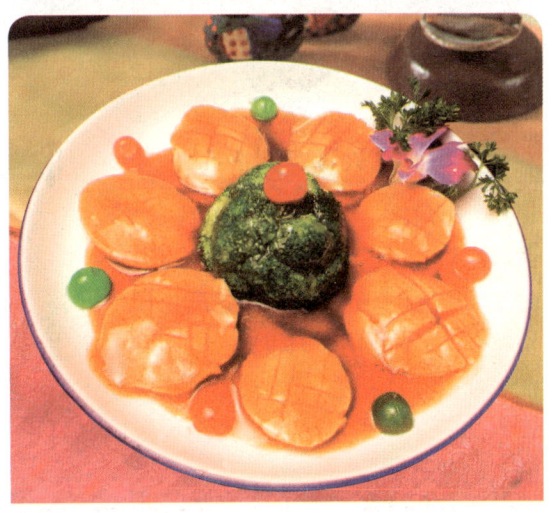

鲫鱼

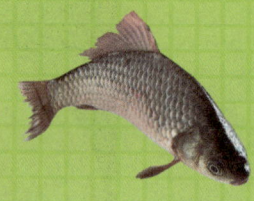

- **别名**：鲋鱼
- **性味**：性平，味甘
- **归经**：归脾、胃、大肠经

主打营养素

蛋白质、脂肪、多种维生素及钙、铁、锌、磷等矿物质

养肾原理

鲫鱼富含极高的蛋白质，其糖分、谷氨酸、天冬氨酸含量都很高，易于被人体吸收，具有补阴血、通血脉、补体虚、益脾肾、利水消肿、清热解毒、通络下乳、祛风湿的功效。

应用指南

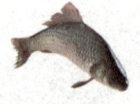 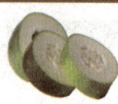 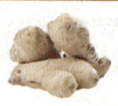 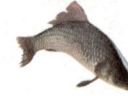 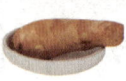 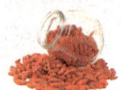

鲫鱼　　冬瓜　　姜　　　　　鲫鱼　　姜　　枸杞子

补益脾肾、利水消肿

材料：鲫鱼1条，冬瓜100克，葱段、姜各2克

调料：盐、花生油各适量

做法：将鲫鱼收拾干净；冬瓜去皮、籽，洗净，切片备用；净锅上火，倒入花生油，将葱、姜炝香，下入冬瓜炒至断生，倒入水，下入鲫鱼，大火煮至汤发白，再调入盐即可。

强肾壮阳、增强体质

材料：鲫鱼1条，姜30克，枸杞子5克

调料：盐适量

做法：将鲫鱼处理干净，切花刀；生姜去皮洗净，切片备用；净锅上火倒入水，下入鲫鱼、姜片、枸杞子烧开，调入盐，煲至熟即可。

凉粉鲫鱼

材料：鲫鱼2条，凉粉80克，葱花、姜丝各适量

调料：盐3克，生抽、芝麻油、辣椒油各10毫升，食用油适量

做法

①将鲫鱼用盐、生抽腌渍；凉粉洗净，切条，入水焯一下。②将肚子中塞入姜丝的鲫鱼盛入盘中，上面放上凉粉，入锅中蒸熟。③油烧热，入芝麻油、辣椒油、盐调匀，淋在凉粉鲫鱼上，撒上葱花。

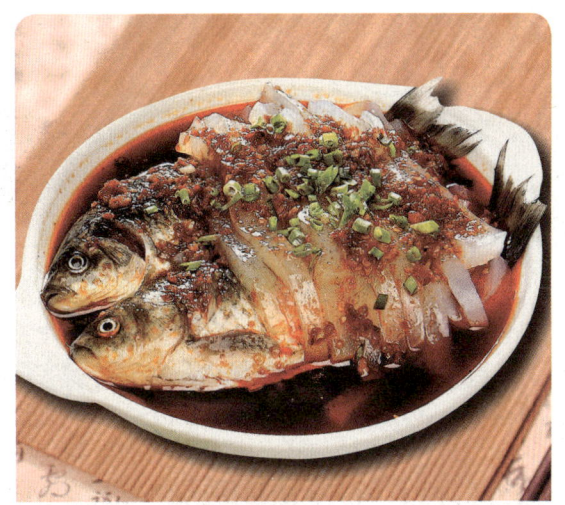

蒜蒸鲫鱼

材料：鲫鱼1条，肉片250克，蒜泥50克，葱丝、葱片、姜片、姜丝各适量

调料：盐3克，味精、酱油、芝麻油各适量

做法

①将鲫鱼收拾干净，抹上盐和味精腌渍。②鲫鱼上放肉片和葱片、姜片，上笼蒸熟后去葱姜片，加葱丝、姜丝，淋芝麻油。③将蒜泥加盐、酱油和芝麻油调匀，以供蘸食。

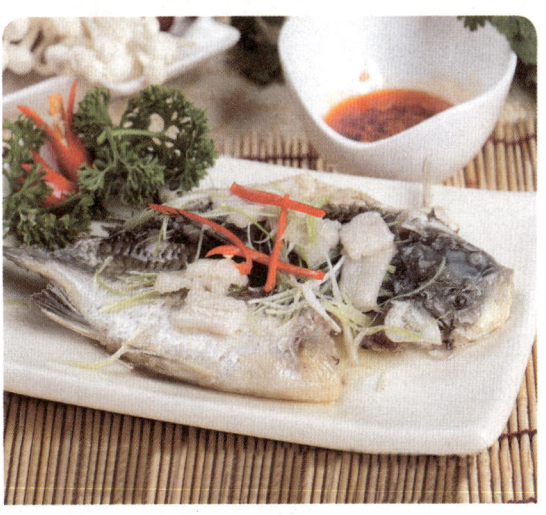

甲鱼

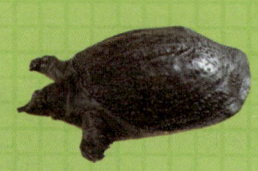

- **别名**：鳖、团鱼、元鱼、水鱼、脚鱼、王八
- **性味**：性平，味甘
- **归经**：归肝经

主打营养素

蛋白质、矿物质、维生素A、维生素B_1、维生素B_2、烟酸、碳水化合物和脂肪

养肾原理

甲鱼含有一般食物中少有的蛋氨酸，具有极高的药用价值。有滋阴壮阳、软坚散结、活血化瘀、延年益寿的功效，能使人体阴阳恢复到相对平衡的状态。

应用指南

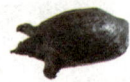 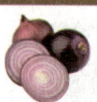 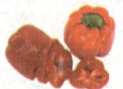  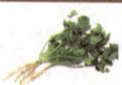

甲鱼　　洋葱　　红辣椒　　　　　甲鱼　　大米　　香菜

滋阴壮阳、延年益寿

材料：甲鱼肉350克，洋葱片、红辣椒片、蒜末各适量

调料：食用油、白醋、绍酒、水淀粉各适量

做法：将甲鱼肉洗净切片，入开水中略烫，捞出；锅中下油烧热，放入洋葱片、蒜末爆香，再加甲鱼、红辣椒片及白醋、绍酒炒熟，再用水淀粉勾芡即可。

滋阴补肾、提高免疫力

材料：甲鱼1只，大米100克，香菜、姜片各适量，鲜汤适量

调料：盐3克，胡椒6克，鸡精2克

做法：将甲鱼切块，余熟；米淘净；鲜汤入锅煮开，下入大米烧沸，加入甲鱼、姜片、胡椒炖至六成熟；调入盐，小火熬成粥，再调入鸡精搅匀，撒上香菜即成。

甲鱼芡实汤

材料： 甲鱼300克，芡实10克，枸杞子5克，红枣4颗，姜片2克

调料： 盐4克

做法

①将甲鱼洗净斩块，锅中注水烧开，放入甲鱼肉块汆去血水；芡实、枸杞子、红枣洗净备用。②净锅上火倒入水，调入盐、姜片。③下入甲鱼、芡实、枸杞子、红枣煲至熟即可。

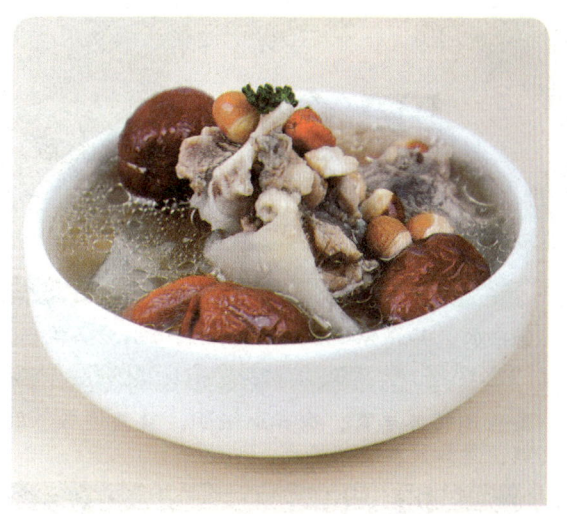

富贵双味甲鱼

材料： 甲鱼500克，红椒块、香菇、西芹、蒜各适量

调料： 食用油、盐、生抽、老抽、料酒各适量

做法

①将甲鱼一半用生抽、料酒腌渍，与红椒块、西芹同入锅炒熟，加盐调味。②另一半甲鱼用老抽、料酒腌渍，炒八成熟，再加水、香菇同焖，加盐调味即可。

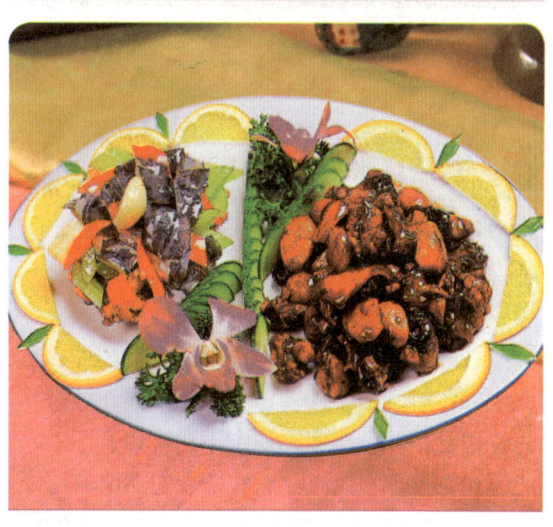

墨鱼

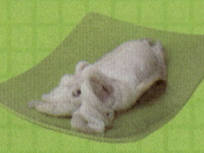

- **别名**：乌贼、花枝、墨斗鱼
- **性味**：性温，味微咸
- **归经**：归肝、肾经

主打营养素

蛋白质，其壳含碳酸钙及少量氯化钠、磷酸钙、镁

养肾原理

墨鱼肉营养丰富，有养血滋阴、益胃通气、祛瘀止痛的作用，能很好地缓解女性月经不调、男性肾虚遗精等症。

应用指南

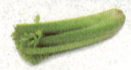 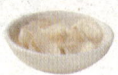 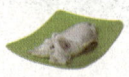

西芹　　百合　　墨鱼

促进食欲、降低血压、补肾

材料：西芹150克，百合50克，墨鱼200克，红椒1个

调料：盐3克，味精3克，食用油适量

做法：将西芹切段；墨鱼切丁；红椒切片；锅中加水烧沸，下入墨鱼丁、西芹段、红椒片、百合稍焯，捞出；锅中下油烧热，下入上述材料炒熟，调入盐、味精炒匀即可。

  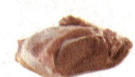

墨鱼　　粳米　　猪肉

缓解男性肾虚遗精症状

材料：干墨鱼50克，粳米200克，猪肉30克，姜汁15毫升，葱汁20毫升，白胡椒粉8克

调料：盐3克，味精2克

做法：将墨鱼切成丁；猪肉洗净切丁；粳米淘洗干净；锅注水，下入墨鱼、猪肉、白胡椒粉、姜汁、葱汁烧开，炖至五成熟，再下入粳米、盐熬成粥，调入味精即成。

墨鱼炒鸡片

材料： 墨鱼250克，鸡脯肉250克，西芹100克，干辣椒丝10克，胡萝卜30克

调料： 盐4克，料酒15毫升，食用油适量

做法

① 将墨鱼洗净切片；鸡脯肉洗净切片；西芹洗净切段；胡萝卜洗净切片。② 锅中下油烧热，放墨鱼片、鸡脯肉爆炒。③ 加料酒、盐、干辣椒丝、西芹、胡萝卜炒匀，再加盐调味即可。

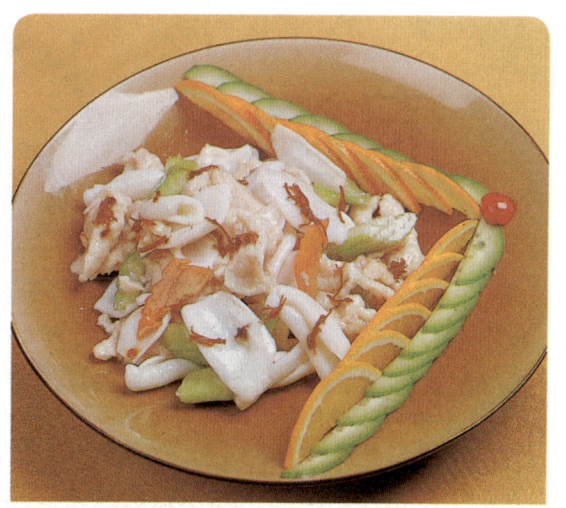

嫩南瓜墨鱼丝

材料： 鲜墨鱼200克，嫩南瓜200克，姜丝5克，红椒1个

调料： 食用油适量，盐3克，鸡精2克，绍酒10毫升

做法

① 将鲜墨鱼洗净，切丝；嫩南瓜去皮、瓤，切丝；红椒切丝待用。② 锅中下油烧热，放入姜丝、红椒丝炒香。③ 加入墨鱼丝、南瓜丝炒熟，加绍酒、盐、鸡精炒入味即可。

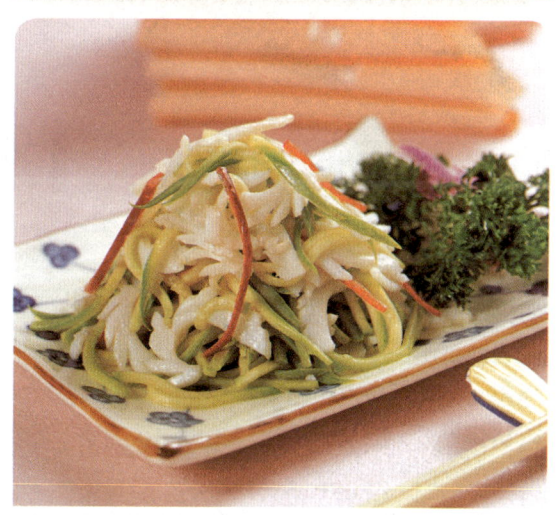

泥鳅

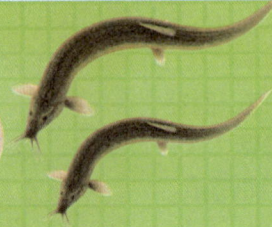

- 别名：鳅鱼、黄鳅
- 性味：性平，味甘
- 归经：归脾、肝经

主打营养素

高蛋白质、低脂肪，含一种有利于抗血管衰老的不饱和脂肪酸

养肾原理

泥鳅中含有一种特殊蛋白质，有促进精子形成的作用，成年男子常食，可滋补强身，还具有补中益气、养肾生精的功效，对调节性功能有较好的作用。

应用指南

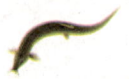 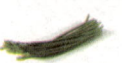 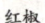   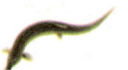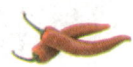

泥鳅　　　韭菜　　　红椒　　　　　　泥鳅　　　蒜薹　　　红椒圈

强身健体、固精助阳

材料：泥鳅300克，韭菜100克，红椒块1个，姜丝10克

调料：辣椒酱、盐、味精、食用油各适量

做法：将韭菜切段；泥鳅收拾干净，入锅炸至表面金黄后捞出；锅中留少许油，爆香辣椒酱、姜丝，倒入泥鳅炒匀，再加入韭菜、红椒块，调入盐、味精炒匀即可。

补中益气、养肾生精

材料：泥鳅200克，蒜薹、红椒圈各适量

调料：盐3克，鸡精3克，料酒8毫升，生抽4毫升，淀粉50克，食用油适量

做法：将泥鳅收拾干净，加料酒、生抽、盐、淀粉抓匀，入油锅炸至酥脆；锅底留油，放入蒜薹、红椒圈炒香，倒入泥鳅，淋入料酒翻炒，加生抽、盐、鸡精调味即可。

干锅泥鳅豆腐

材料：泥鳅400克，豆腐150克，葱段适量
调料：盐3克，辣椒粉10克，食用油、胡椒粉、辣椒油、味精各适量

做法

①将泥鳅洗净沥干；豆腐洗净切块。②起油锅，油烧热后入泥鳅煎至金黄，注入开水，放入辣椒粉、豆腐、胡椒粉、辣椒油。③煮至熟时调入盐和味精，撒入葱段，盛入干锅即可。

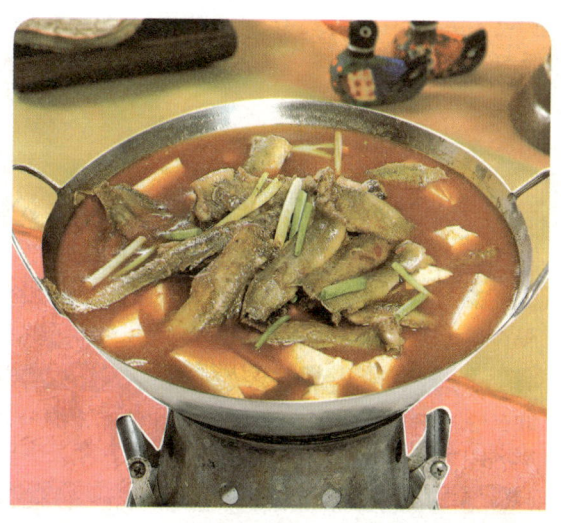

老黄瓜煮泥鳅

材料：泥鳅400克，老黄瓜100克，香菜少许
调料：盐3克，醋10毫升，酱油15毫升，食用油适量

做法

①将泥鳅处理干净，切段；老黄瓜洗净，去皮、瓤，切块；香菜洗净。②锅内下油烧热，放入泥鳅翻炒至变色，注入适量水，并放入黄瓜焖煮。③煮至熟后，加入盐、醋、酱油调味，撒上香菜即可。

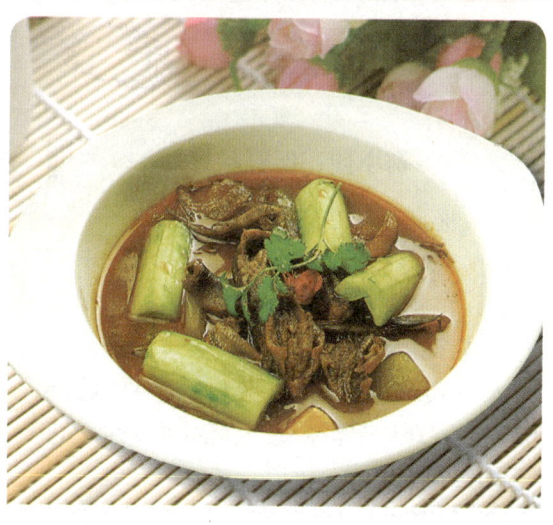

虾

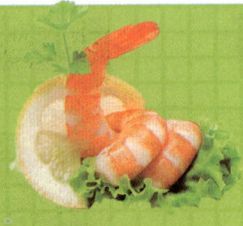

- **别名**：虾米、开洋、曲身小子、河虾、草虾
- **性味**：性温，味甘、咸
- **归经**：归脾、肾经

主打营养素

蛋白质、谷氨酸、碳水化合物、维生素B₁、维生素B₂、烟酸以及钙、磷、铁、硒

养肾原理

虾的味道鲜美，补益和药用作用都较高，有壮阳益肾、补精、通乳的作用，久病体虚、气短乏力者可将其作为滋补食品。人常食虾，有强身壮体、保肝护肾的食疗效果。

应用指南

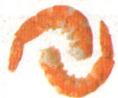 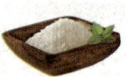 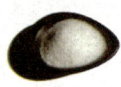 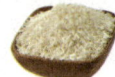 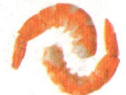

虾仁　　　　盐　　　　味精　　　　　　粳米　　　糯米　　　虾仁

利小便、保肝护肾

材料：龙须菜300克，虾仁150克

调料：盐3克，味精2克，食用油适量

做法：将龙须菜择去老叶，洗干净备用；虾仁洗净备用；锅中加水和少许油烧沸，下入龙须菜稍烫后，捞出；锅中加油烧热，下入虾仁爆香，加入龙须菜及盐、味精稍炒即可。

壮阳益肾、补精、通乳

材料：粳米100克，糯米50克，虾仁100克，红椒粒20克，莴笋丁50克，姜汁、葱汁各适量

调料：盐3克，白胡椒6克，虾油30毫升

做法：锅内注水烧至80℃，下入淘净的粳米、糯米烧沸，下白胡椒、莴笋丁、姜汁、葱汁煮至米烂，下入虾仁、虾油、红椒粒、盐，熬成粥即可食用。

油爆河虾

材料：鲜活河虾350克，葱段适量
调料：食用油、绍酒、酱油、白糖、醋各适量

做法

①将鲜活河虾处理干净。②油烧至七成热，放入虾炸熟后捞起，待油温回升至八成热时，复炸10秒钟，捞出。③锅内加少许油，放入葱段略煸，倒入虾，加绍酒、酱油、白糖及少许水略炒，烹入醋即可。

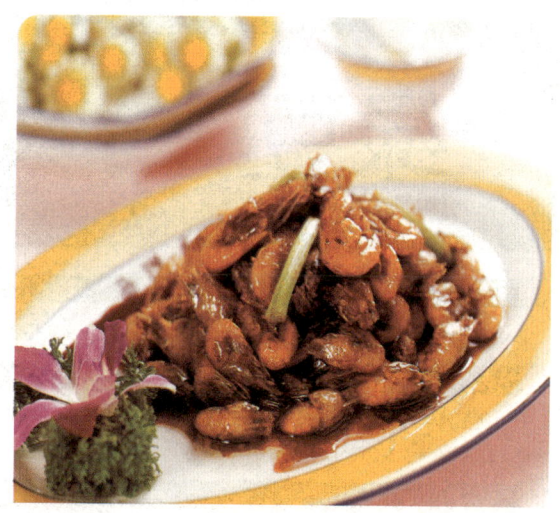

隔水蒸九节虾

材料：九节虾500克
调料：酱油100毫升

做法

①将九节虾处理干净，用清水洗干净。②锅内加适量水，将九节虾上笼蒸12分钟。③蒸好的虾取出，整齐地摆在碟中，将酱油倒入小蝶中，与九节虾一起上桌。

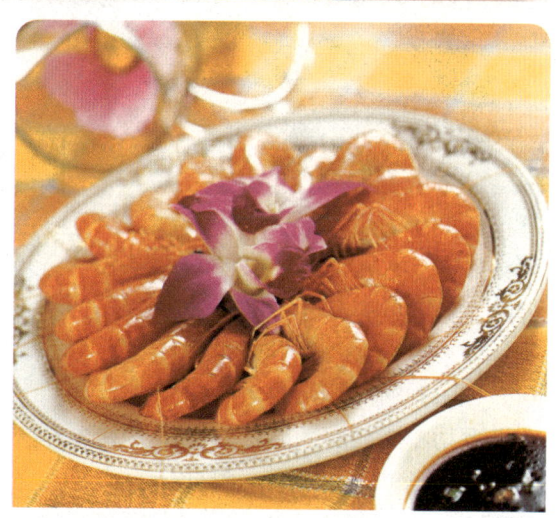

绿豆

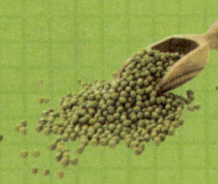

- **别名**：青小豆
- **性味**：性凉，味甘
- **归经**：归心、胃经

主打营养素

蛋白质、脂肪、碳水化合物、球蛋白类、磷脂酸及多种矿物质

养肾原理

绿豆营养丰富，具有消暑止渴、养肾益脾、利尿下气的功效，还能排除体内毒素，对急性肾炎、热肿、热渴、热痢、痈疽、痘毒、斑疹等有一定作用。

应用指南

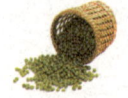 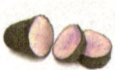 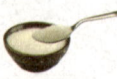 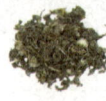 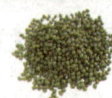 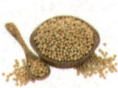

绿豆　　紫山药　　砂糖　　　　　蒲公英　　绿豆　　黄豆

养肾益脾，利尿

材料：紫山药140克，绿豆100克
调料：砂糖10克
做法：将绿豆泡发，沥干水分后入锅，加水，以大火煮沸，转小火续煮40分钟至软烂，加入砂糖搅拌至溶化后熄火；山药去皮洗净切小丁，放入准备好的滚水中煮熟后捞起，与绿豆汤混合即可食用。

排除体内毒素，防治急性肾炎

材料：蒲公英15克，绿豆、黄豆各50克
调料：白糖适量
做法：将蒲公英洗净，备用；绿豆、黄豆用水泡至膨胀，沥干水分后备用；将绿豆、黄豆、蒲公英、白糖放入榨汁机，加适量清水，打成汁即可饮用。

小米绿豆浆

材料： 绿豆、小米各35克，葡萄干10克
做法

①将绿豆预先加水浸泡8小时，捞出洗净；小米淘洗干净，用清水浸泡2小时；葡萄干用温水洗净。②将上述材料一同倒入豆浆机中，加水至上、下水位线之间。③接通电源，按照提示将豆浆制作完毕，过滤即可。

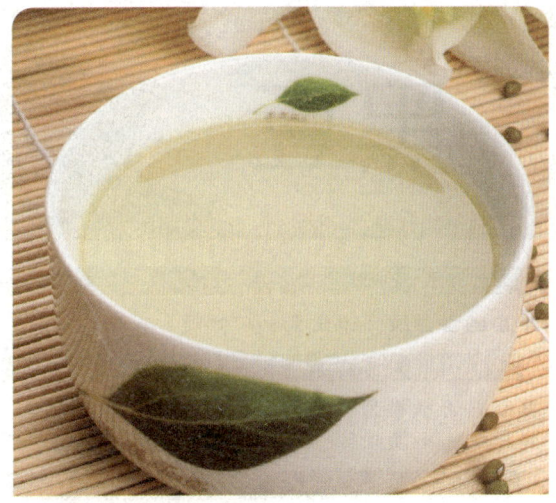

大米绿豆粥

材料： 大米100克，绿豆50克
调料： 盐少许
做法

①将大米和绿豆混合后洗净，放入清水中浸泡10小时，沥干水分后备用。②将大米和绿豆放入锅中，加入清水。③先用大火将粥煮开，再改用小火煮，煮至软烂，加盐即可。

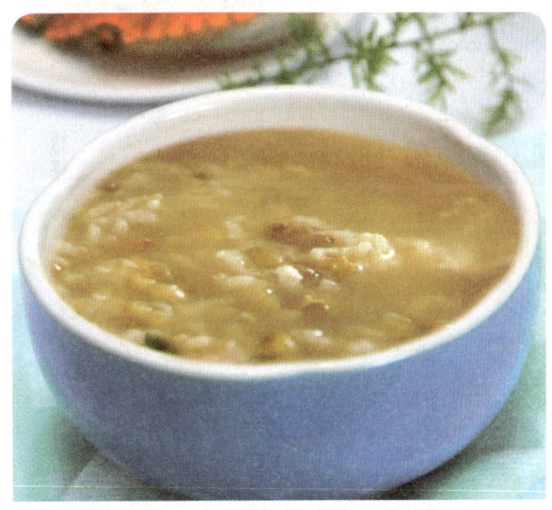

黑豆

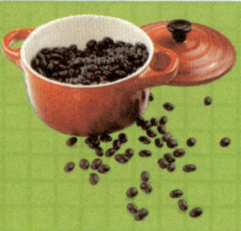

- **别名**：乌豆、黑大豆、稽豆、马料豆
- **性味**：性平，味甘
- **归经**：归心、肝、肾经

主打营养素

丰富的蛋白质、维生素和矿物质

养肾原理

黑豆自古被誉为"肾之谷"，有补肾阴的功效，可以缓解肾虚阴亏、肾气不足等症，对于糖尿病、小便频数、须发早白、腰痛等症有一定的食疗功效。

应用指南

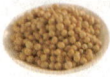 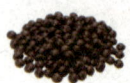 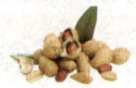 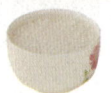 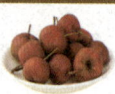

黄豆　　黑豆　　花生仁　　　　大米　　山楂　　黑豆

滋补肝肾、益精明目

材料：黄豆、黑豆、青豆、豌豆、花生仁各适量

调料：冰糖适量

做法：将黄豆、黑豆、豌豆分别泡发，洗净；花生仁洗净；青豆洗净；将上述材料放入豆浆机中，添水搅打成豆浆，烧沸后滤出豆浆，加入冰糖拌匀即可。

补肾阴，缓解肾虚阴亏

材料：大米70克，山楂20克，黑豆30克

调料：白糖3克

做法：将大米、黑豆均洗净，泡发；山楂洗净，切成薄片；锅置火上，加入适量清水，放入大米、黑豆，大火煮至米、豆均绽开，再加入山楂同煮至浓稠状，调入白糖拌匀即可食用。

黑红绿豆浆

材料: 黑豆、绿豆、红豆各30克
调料: 白糖适量

做法

① 将黑豆、绿豆、红豆分别泡软,捞出洗净,沥干水分后备用。② 将所有原材料放入豆浆机中,加适量清水,接通电源,将材料搅打成豆浆。③ 烧沸后滤出豆浆,调入适量白糖即可。

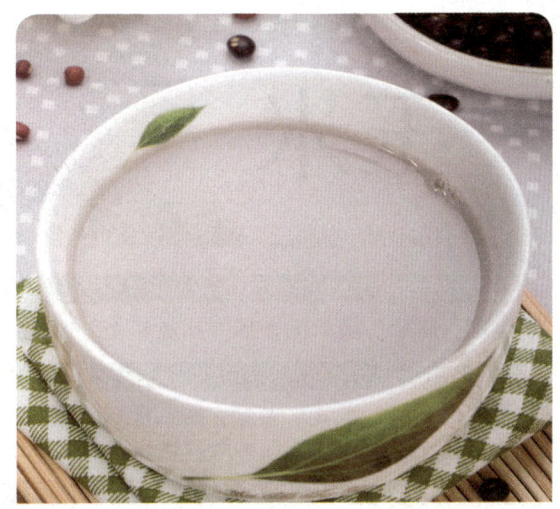

桂圆黑豆姜丝粥

材料: 桂圆肉20克,黑豆各30克,大米70克,姜、葱各8克
调料: 盐2克

做法

① 将大米、黑豆均泡发洗净;桂圆肉洗净;姜洗净,切丝;葱洗净,切花。② 锅置于火上,倒入清水,放入大米、黑豆煮开。③ 加入桂圆肉、姜同煮至浓稠状,调入盐拌匀,撒上葱花即可。

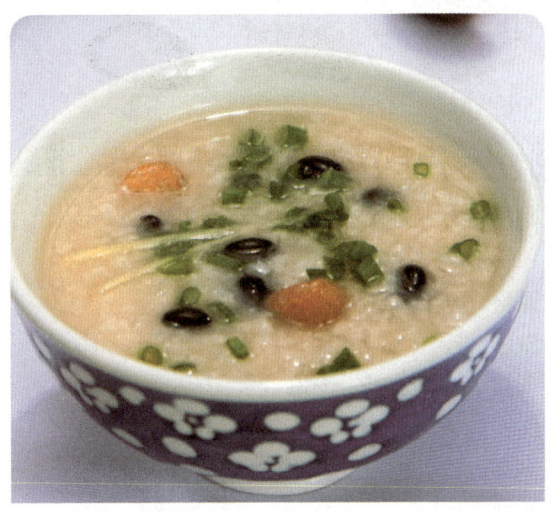

玉米

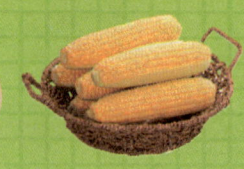

- 别名：苞米、包谷、珍珠米
- 性味：性平，味甘
- 归经：归脾、肺经

主打营养素

蛋白质、脂肪、碳水化合物、胡萝卜素、B族维生素、维生素E及丰富的钙、铁、铜、锌

养肾原理

玉米不但可以刺激胃肠蠕动，防止便秘，还能促进胆固醇的代谢，有健脾益胃、利水祛湿的作用，适用于慢性肾炎水肿、维生素A缺乏症等患者。

应用指南

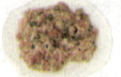 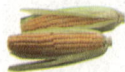 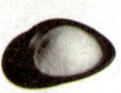 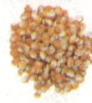 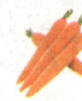 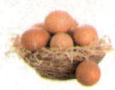

猪肉馅　　玉米　　味精　　　　玉米粒　　胡萝卜　　鸡蛋

帮助肾炎患者减轻水肿

材料：猪肉馅250克，饺子皮500克，玉米粒60克

调料：盐、味精、糖、芝麻油各3克

做法：将玉米粒洗净，加入猪肉馅中，再加入盐、味精、糖、芝麻油拌匀成馅；每20克肉馅放入一张饺子皮中折成小扇形，再将肉馅与面皮处掐紧即成生坯，入锅煮熟即可。

促进胆固醇代谢，减轻肾脏负荷

材料：玉米粒、胡萝卜各100克，鸡蛋1个，青豆10克，葱适量

调料：食用油4克，盐、水淀粉各适量

做法：将胡萝卜、玉米粒、青豆同煮熟；鸡蛋加盐调匀，炒熟；锅内注入食用油，炒葱白，放玉米粒、胡萝卜粒、青豆炒香，放蛋块，加盐调味，炒匀，撒入葱花即成。

四色蔬菜丁

材料：胡萝卜、青豆各150克，玉米粒、香菇各100克

调料：盐、水淀粉、鸡精、食用油各适量

做法

① 将胡萝卜洗净，去皮切丁；香菇洗净切丁；玉米粒、青豆洗净。② 将上述材料焯烫片刻，捞起，沥干水分。③ 锅中下油烧热，放入上述材料，调入盐和鸡精炒熟，最后用水淀粉勾芡即可。

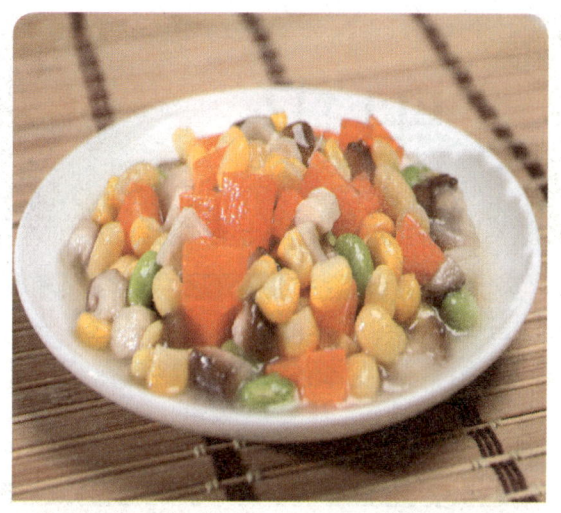

蒸玉米粒

材料：玉米1根

做法

① 将玉米洗净后沥干，然后掰成一颗一颗的玉米粒，放进碗中备用。② 锅置火上，倒入适量清水，煮沸。③ 将掰好的玉米粒放进锅中隔水蒸，蒸熟取出，凉至温度适中即可食用。

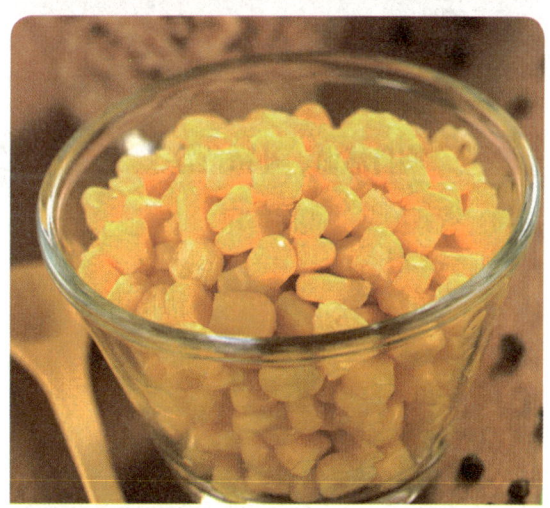

黑米

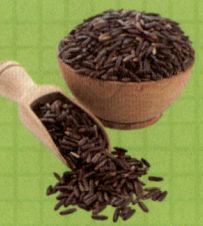

- **别名**：血糯米
- **性味**：性平，味甘
- **归经**：归脾、胃经

主打营养素

蛋白质、脂肪、碳水化合物、B族维生素、维生素E、钙、磷、钾、镁、铁、锌

养肾原理

黑米含维生素B_1、维生素C及钙、铁、磷等矿物质，具有明目活血、滑涩补精的作用，适用于少年白发、妇女产后虚弱、病后体虚、贫血、肾虚等症。

应用指南

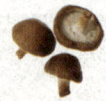 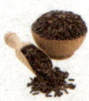 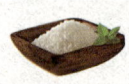

香菇　　　黑米　　　盐

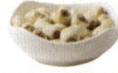

核桃仁　　莲子　　　黑米

明目活血、补精益肾

材料：香菇30克，黑米150克
调料：盐适量
做法：将香菇洗净，切成小片备用；将黑米洗净，放入锅中，锅置火上，倒入清水，熬至粥熟，再将香菇放入粥中，搅拌后煮至熟透，加盐调味即可。

滋阴养颜，补肾壮阳

材料：核桃仁20克，莲子20克，黑米80克
做法：将核桃仁、黑米洗净备用；莲子去心洗净，备用；将核桃仁研碎，锅置火上，倒入适量清水，待水烧开后，下核桃、黑米和莲子，粥开后转小火，煮至莲子软烂，粥至浓稠状即可。

红豆黑米粥 （特别推荐）

材料： 黑米50克，红豆30克，猪腰10克，花生米、白萝卜各20克，葱花适量

调料： 盐适量

做法

① 将黑米、红豆洗净后泡1小时；白萝卜洗净切块；猪腰洗净，切成腰花。② 将黑米、红豆、猪腰、花生米、萝卜一同入锅，中火熬煮半小时。③ 黑米、红豆煮至开花后加盐调味，撒上葱花即可。

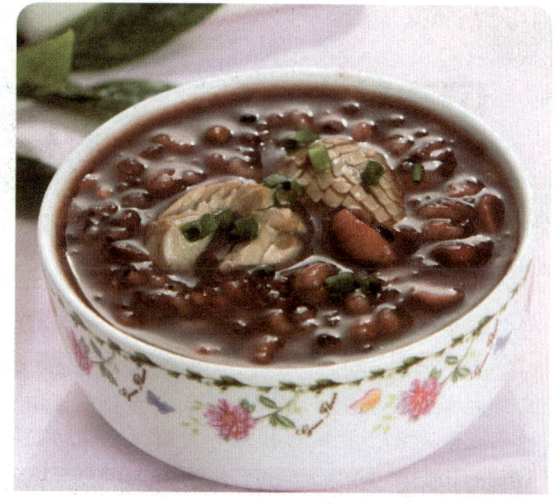

黑米饭 （特别推荐）

材料： 黑米100克

调料： 白糖适量

做法

① 将黑米洗净。② 黑米放进锅中，锅置火上，倒入适量清水，大火煮沸，小火煮成饭。③ 趁热加上白糖，搅拌均匀，待白糖溶化之后即可食用。

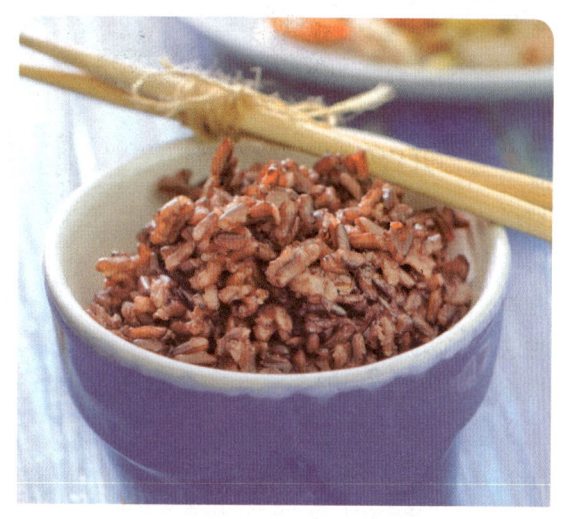

黑芝麻

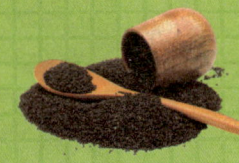

- 别名：胡麻、芝麻
- 性味：性平，味甘
- 归经：归肝、肾、肺、脾经

主打营养素

脂肪、蛋白质、维生素B₁、维生素B₂、维生素E、卵磷脂、钙、铁、镁

养肾原理

黑芝麻富含蛋白质、碳水化合物、多种维生素和矿物质，具有补肝益肾、强身的作用。对肾病患者而言，能起到补充肝肾精血、润肠通便的作用。

应用指南

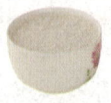 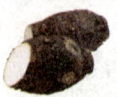 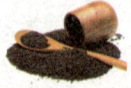　　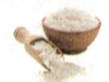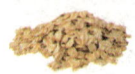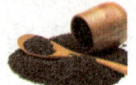

大米　　芋头　　黑芝麻　　　　大米　　燕麦片　　黑芝麻

开胃生津、补气益肾

材料：大米60克，芋头20克，黑芝麻、玉米糁各30克

调料：白糖适量

做法：将大米洗净，泡发半小时；芋头去皮洗净，切块；锅置火上，加水，放入大米、玉米糁、芋头大火煮熟，再放入黑芝麻，改小火煮至粥成，调入白糖即可。

补充肝肾精血、润肠通便

材料：大米50克，燕麦片150克，黑芝麻30克，木糖醇（沙粒状）适量

做法：燕麦片用水泡洗一下备用；将洗净的大米和黑芝麻入锅，加水煮成粥，出锅前放入燕麦片，再煮5分钟，最后放入适量木糖醇，拌匀即可。

枸杞黑芝麻豆浆

材料：黄豆60克，黑芝麻30克，枸杞子10克

做法

① 将黄豆、枸杞子混合后，用清水泡软，捞出洗净；黑芝麻洗净碾碎待用。② 将黄豆、黑芝麻碎放入豆浆机中，加适量水搅打成豆浆，并煮至熟透。③ 滤出豆浆，撒上枸杞子即可。

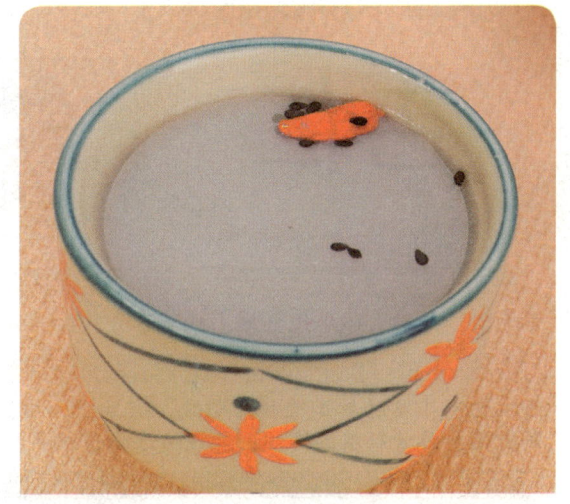

泥鳅芝麻粥

材料：大米80克，泥鳅50克，黑豆30克，黑芝麻5克，葱花、姜末、枸杞子各适量

调料：盐、料酒各适量

做法

① 将泥鳅收拾干净，切小段。② 油锅烧热，放入泥鳅段翻炒，烹入料酒，加盐炒熟后盛出。③ 大米入锅，加适量清水煮至五成熟，放入泥鳅、黑豆、枸杞子、姜末、黑芝麻煮至米粒开花，加盐调匀，撒葱花便成。

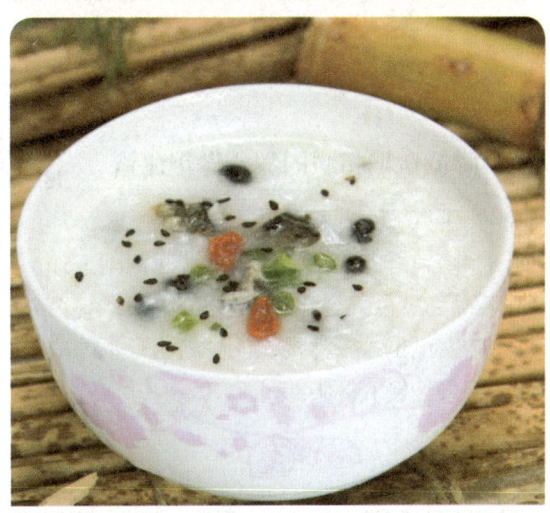

杏仁

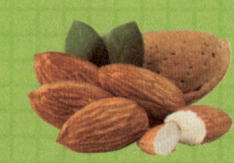

- **别名**：杏核仁、杏子、木落子、苦杏仁、杏梅仁
- **性味**：性温，味苦
- **归经**：归肺、脾、大肠经

主打营养素
蛋白质、脂肪、碳水化合物、胡萝卜素、B族维生素、维生素C、维生素P

养肾原理
杏仁含有丰富的单不饱和脂肪酸，有益于心脏健康，还含有维生素E等抗氧化物质，具有抗肿瘤、养肾补虚的作用，能预防疾病、抗早衰。

应用指南

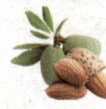 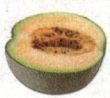

杏仁　　哈密瓜

降低血糖和胆固醇，保护血管

材料： 杏仁30克，哈密瓜300克

做法： 将新鲜的哈密瓜用清水洗净，削去外皮，然后去籽，再将哈密瓜切成小块；将杏仁、哈密瓜倒入榨汁机，加少量温开水榨成汁，将果汁倒入杯中即可。

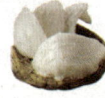 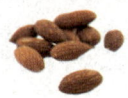 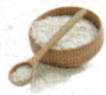

燕窝　　南杏仁　　大米

活血益肾、美白养颜

材料： 燕窝、南杏仁各适量，大米100克，葱花少许

调料： 冰糖10克

做法： 将大米洗净；燕窝用温水浸胀，洗净；南杏仁洗净；锅置火上，放入大米、清水煮至粥稠，放入燕窝、南杏仁同煮，调入冰糖煮至融化，放入葱花即可。

芝麻花生杏仁粥

材料： 黑芝麻10克，花生米、南杏仁各30克，大米60克，葱8克

调料： 白糖4克

做法

① 将大米泡发洗净；黑芝麻、花生米、南杏仁均洗净；葱洗净，再切花。② 锅置火上，倒入清水，放入大米、花生米、南杏仁一同煮开。③ 加入黑芝麻同煮至浓稠状，调入白糖拌匀，撒上葱花即可。

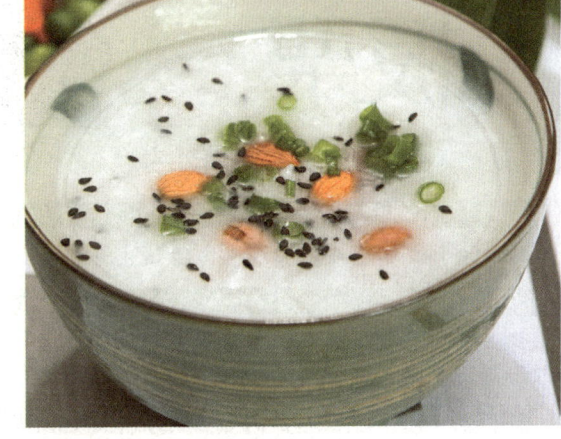

薏米杏仁粥

材料： 薏米、南杏仁各50克，大米120克

调料： 白糖3克，葱8克

做法

① 将大米、薏米均泡发洗净；南杏仁洗净；葱洗净，切花。② 锅置火上，倒入清水，放入大米、薏米，以大火煮至米粒开花。③ 加入南杏仁煮至浓稠状，调入白糖拌匀，撒上葱花即可。

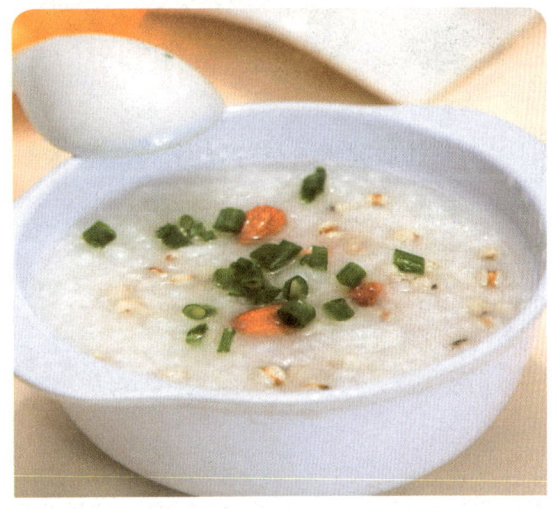

板栗

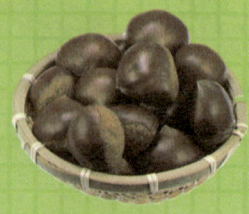

- **别名**：毛栗、瑰栗、凤栗、栗子
- **性味**：性温，味甘、平
- **归经**：归脾、胃、肾经

主打营养素

碳水化合物、蛋白质、脂肪、多种维生素和矿物质

养肾原理

板栗是补肾强骨的佳品，其胡萝卜素含量丰富，有很好的预防癌症、降低胆固醇、防止血栓形成、病毒、细菌侵袭的作用，还能起到健脾补肝、补肾壮骨的作用。

应用指南

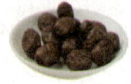 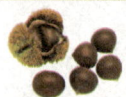 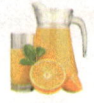 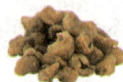 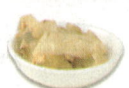

干枣　　　板栗　　　果汁　　　　　板栗　　　桂圆肉　　　玉竹

补血健脾、益肾强筋

材料：干枣200克，板栗肉100克，鲜果汁少许
做法：将干枣去蒂洗净，放入清水中，泡发后入盘备用；板栗肉洗净备用；锅置火上，倒入适量清水，大火煮沸，下板栗、干枣煮透，捞起去皮，入盘，淋入鲜果汁即可。

降低胆固醇、防止血栓、补肾强骨

材料：板栗、桂圆肉、玉竹各20克，大米90克
调料：白糖20克
做法：将板栗去壳，去膜，洗净，切碎；桂圆肉、玉竹洗净；大米泡发，洗净；锅置火上，注入清水，放入大米，用大火煮至米粒开花，放入板栗、桂圆肉、玉竹，用中火煮至熟后，放入白糖调味即可。

板栗饭

材料：去壳生板栗20克（约6个），胚芽米60克

调料：盐适量

做法

① 将胚芽米洗净。② 将板栗洗净，泡水，并剥去外层薄膜。③ 将板栗放入胚芽米中浸泡约30分钟，再加盐，置入锅中，再将锅置火上煮熟即可。

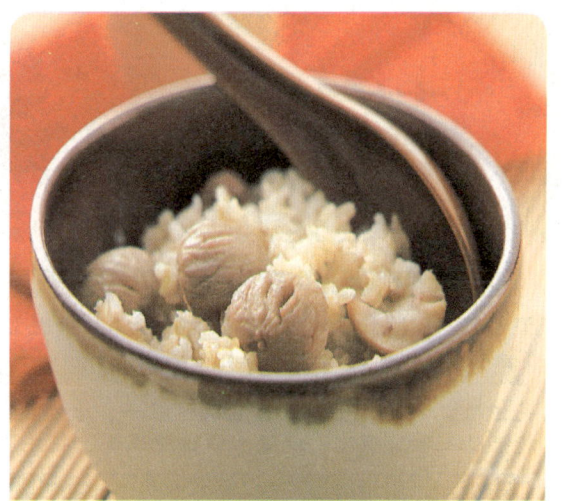

板栗燕麦黄豆汁

材料：黄豆100克，燕麦片50克，板栗6个

做法

① 将黄豆洗净，泡软；板栗去皮洗净，切小粒。② 将黄豆、燕麦片、板栗放入豆浆机中，添水搅打成汁。③ 烧沸后滤出，装杯，搅拌均匀即可。

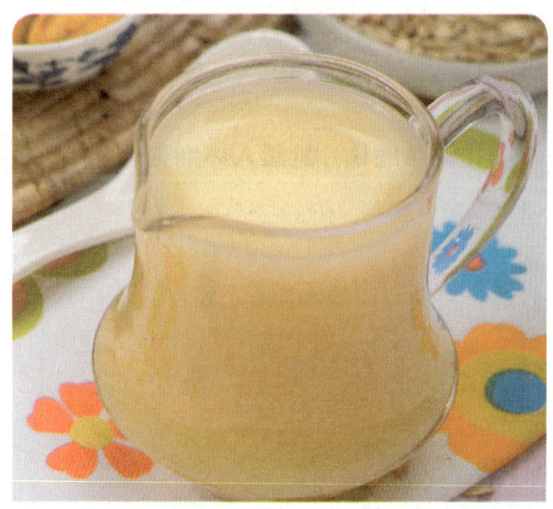

花生

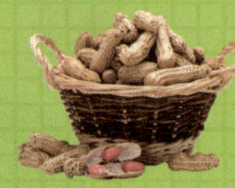

- **别名**：长生果、长寿果、落花生
- **性味**：性平，味甘
- **归经**：归脾、肺经

主打营养素

蛋白质、脂肪、碳水化合物、维生素A、维生素B_6、维生素E、维生素K

养肾原理

花生被认为是"十大长寿食品"之一，含有的儿茶素具有非常强的抗老化作用，维生素E能够防止动脉硬化，延缓人体细胞衰老，花生红衣还有生发、乌发的效果。

应用指南

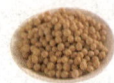 黄豆　 花生仁　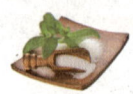 白糖　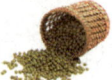 花生　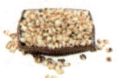 绿豆　薏米

防止动脉硬化，延缓人体细胞衰老

材料：黄豆50克，花生仁35克

调料：白糖适量

做法：将黄豆用清水泡软，洗净；捞出沥干；花生仁洗净。将上述两种材料放入豆浆机中，添适量水搅打成豆浆，烧沸后滤出，加白糖拌匀即可。

预防心脑血管系统疾病

材料：花生、绿豆、莲子、薏米、糯米、红豆、红枣、麦仁各30克

调料：白糖20克

做法：将花生、绿豆、莲子、薏米、糯米、红豆、红枣、麦仁洗净，泡水1小时备用；锅中注水烧开，放入上述材料，大火煮开。转用小火慢煮至黏稠，调入白糖即可。

绿豆花生豆浆

材料：绿豆80克，黄豆、花生各10克
调料：白糖适量
做法

① 将绿豆、黄豆、花生均用清水泡软，洗净，捞出沥干。② 将所有材料放入豆浆机中，加适量清水搅打成浆。③ 烧沸后，最后加入白糖拌匀即可。

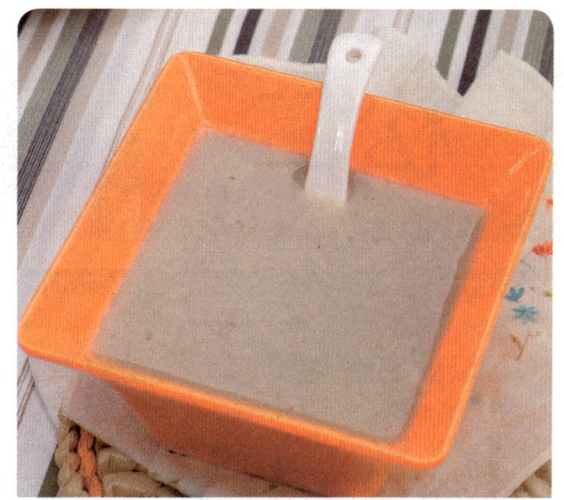

花生粥

材料：花生仁50克，大米100克
调料：白糖5克
做法

① 将花生仁洗净；大米洗净泡发。② 锅置火上，倒入适量清水，再将花生仁和大米混合同煮成粥。③ 待粥烂时，加入白糖，煮至入味即可。

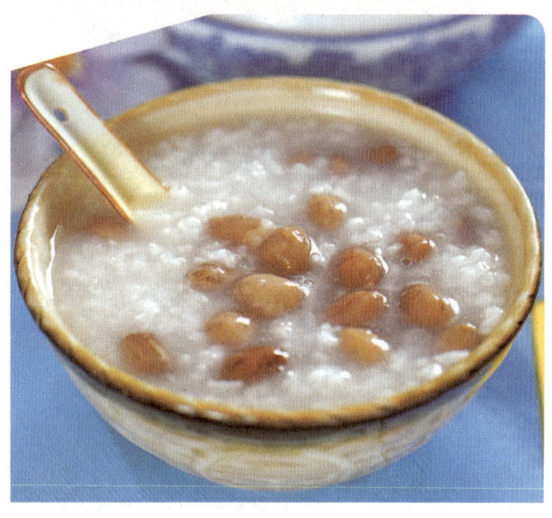

松仁

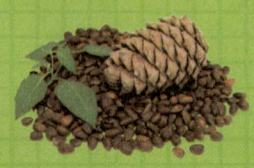

- **别名**：松子、松子仁、海松子、红果松、罗松子
- **性味**：性平，味甘
- **归经**：归肝、肺、大肠经

主打营养素

亚油酸、亚麻油酸、维生素E、钙、铁、磷、钾、锰

养肾原理

松子含有较多不饱和脂肪酸、优质蛋白质、多种维生素和矿物质，是很好的壮阳食品，有强阳补骨、补肾养血、润肺止咳、滑肠通便的功效。

应用指南

粳米

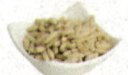
松子

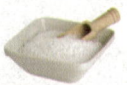
盐

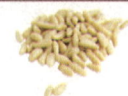
松子仁

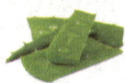
芦荟

大米

强阳补骨、补肾养血

材料：粳米180克，松子90克

调料：盐4克

做法：将粳米、松子均洗净，放入碾磨器中磨碎；锅里放磨好的粳米，倒水煮沸，转中火并盖上盖子焖煮一会儿，放入松子煮熟，煮到浓稠状时，用盐调味，再煮一会儿，即可。

补肾抗衰、延年益寿

材料：松子仁、芦荟各适量，大米100克

调料：盐3克

做法：将大米洗净；芦荟洗净，切小片；松子仁洗净泡发；锅置火上，注水后，放入大米，用大火煮至米粒绽开，再放入芦荟、松子仁，用小火煮至粥成，调入盐入味即可。

松仁玉米

材料： 松仁30克，甜玉米粒10克，青、红椒各50克

调料： 盐3克，白糖、淀粉各适量

做法

① 将青、红椒洗净切粒；松仁洗净炸熟。② 将玉米粒洗净焯熟，取出。③ 油烧热，炒香青、红椒粒，加入玉米，调入所有调料炒匀入味，用淀粉勾芡后，装盘，撒上松仁即成。

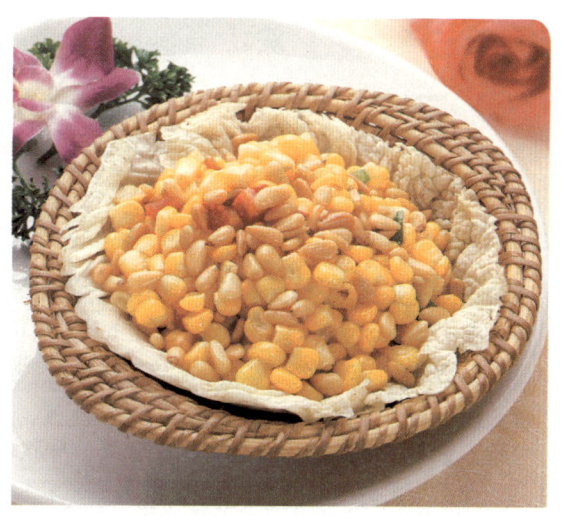

花生松子粥

材料： 花生米30克，松子仁20克，大米80克，葱8克

调料： 盐2克

做法

① 将大米泡发洗净；松子仁、花生米均洗净；葱洗净，切花。② 锅置火上，倒入清水，放入大米煮开。③ 加入松子仁、花生米同煮至浓稠状，调入盐拌匀，撒上葱花即可。

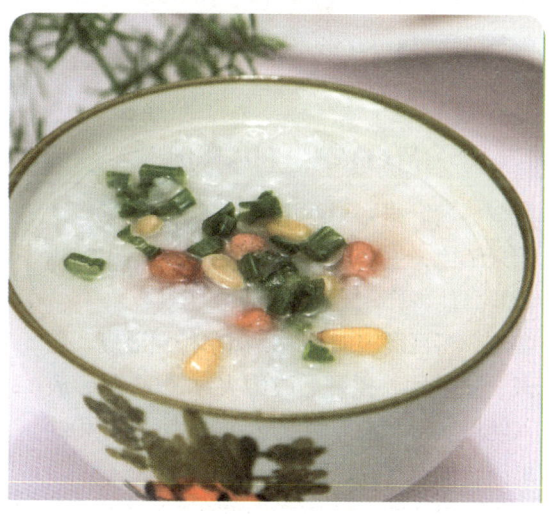

西瓜

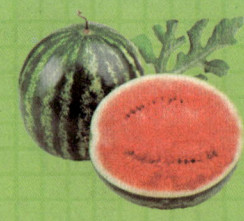

- **别名**：寒瓜、夏瓜
- **性味**：性寒，味甘
- **归经**：归心、胃、膀胱经

主打营养素

蛋白质、维生素B_1、维生素B_2、维生素C、有机酸及钙、铁、磷等矿物质

养肾原理

西瓜的营养价值很高，具有清热解暑、生津止渴、利尿除烦、健脾补肾的作用，适用于高血压、贫血、咽喉干燥、唇裂、膀胱炎、肝腹水、肾炎等症。

应用指南

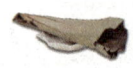 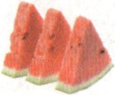 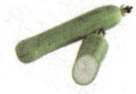 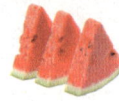 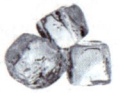 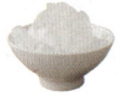

荷叶　　西瓜　　丝瓜　　　　西瓜　　冰块　　冰糖

清热解暑、利尿除烦

材料：荷叶半张，西瓜1/4个，丝瓜100克，薏米50克，生姜1小块

调料：盐少许

做法：将瓦煲内加入适量清水和西瓜皮、薏米、生姜片，煮开后改中火续煲1小时，放入丝瓜煲熟，去掉西瓜皮，再放入荷叶和西瓜肉，稍煮开，加盐调味即可。

利尿除烦、健脾补肾

材料：西瓜1/4个，冰块10块

调料：冰糖5克

做法：将西瓜肉与瓜皮切开，西瓜肉切成一个个的小块；把西瓜、冰糖一同放入榨汁机，压榨成汁，将西瓜汁注入杯中，加入冰块即可。

西瓜橙子汁

材料： 橙子100克，西瓜200克
调料： 蜂蜜适量，红糖、冰块各少许

做法

① 将橙子洗净，切片；西瓜洗净，去皮，去籽，取西瓜肉。② 将橙子放入榨汁机，榨出汁，加蜂蜜搅匀。③ 西瓜肉放入榨汁机，榨出汁，加红糖，按分层法注入杯中，加冰块即可。

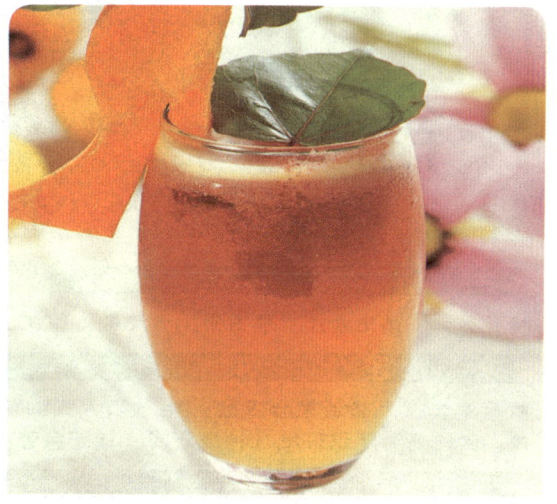

西瓜沙拉

材料： 西瓜、西红柿、奶酪、包菜、醋栗各适量

做法

① 将包菜洗净，撕成小块放在盘底。② 将西瓜肉与瓜皮切开，西瓜肉切小块；西红柿洗净用开水烫，把皮剥掉，切块；醋栗洗净；奶酪切块。③ 把西瓜、西红柿、醋栗、奶酪混合均匀，装盘即可。

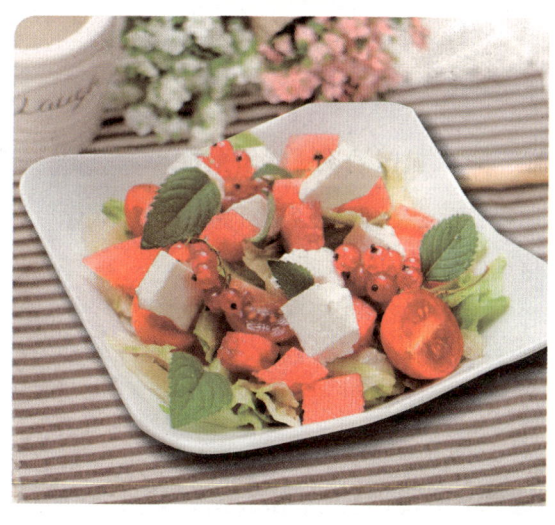

葡萄

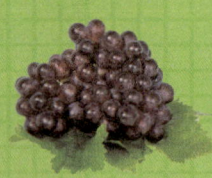

- **别名**：草龙珠、山葫芦、蒲桃
- **性味**：性平，味甘、酸
- **归经**：归肺、脾、肾经

主打营养素

胡萝卜素、维生素B_1、维生素B_2、烟酸、维生素C、酒石酸、草酸、柠檬酸、苹果酸

养肾原理

葡萄中含有天然的聚合苯酚，能与病毒或细菌中的蛋白质结合，使之失去传染疾病的能力。常吃葡萄能很好地抗神经衰弱、缓解疲劳、补肾填精。

应用指南

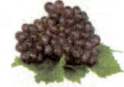 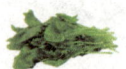 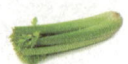

葡萄　　　菠菜　　　西芹

抗菌消炎、缓解病症

材料：葡萄15颗，菠菜100克，西芹60克，冷开水400毫升，梅汁10克

做法：将葡萄洗净，去皮去核；菠菜、西芹洗净后切成段；将以上材料加冷开水一起榨汁，再加梅汁搅拌均匀即可。

包菜　　　葡萄　　　柠檬

补充维生素，促进肾脏代谢

材料：包菜120克，葡萄80克，柠檬1个
调料：冰块少许

做法：将包菜、葡萄洗净；柠檬洗净后去核，切片；用包菜叶把葡萄包起来；将所有的材料放入榨汁机，榨出汁即可。

葡萄苹果汁

材料： 红葡萄150克，红色去皮的苹果1个
调料： 碎冰适量

做法

① 将红葡萄洗净，切片；苹果切下几片作装饰用。② 再把剩余的苹果切块，与洗净的红葡萄一起放入榨汁机，榨出汁。③ 将果汁倒入杯中，碎冰倒在成品上，放上苹果片作装饰即可。

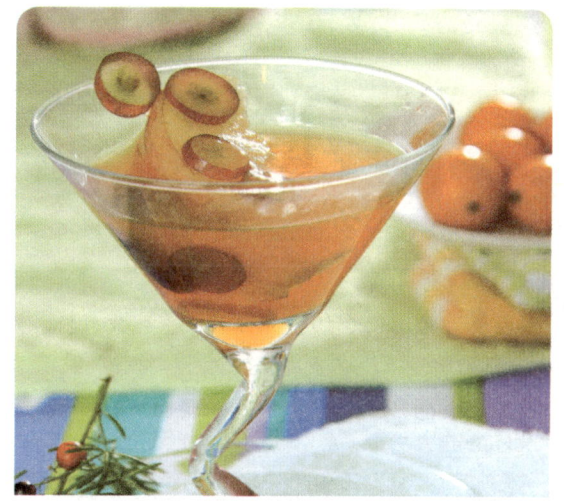

葡萄鲜奶蜜汁

材料： 葡萄150克，鲜奶15克
调料： 蜂蜜5克

做法

① 将葡萄洗净，去皮、籽；将鲜奶倒入碗中，搅打至起泡。② 将葡萄放入榨汁机榨汁，将葡萄榨成汁。③ 加入鲜奶、蜂蜜调和，搅打均匀，将果汁倒入杯中即可。

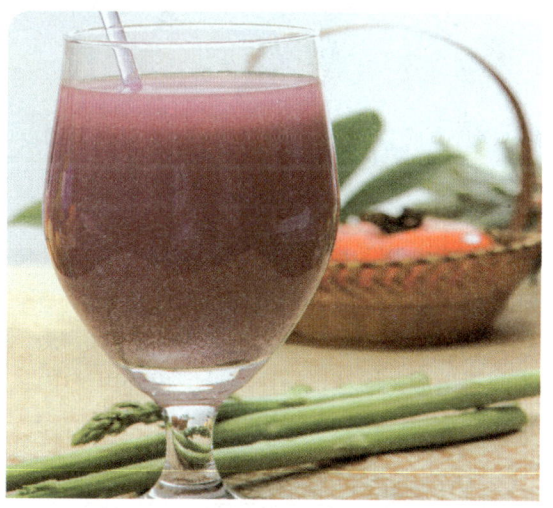

香瓜

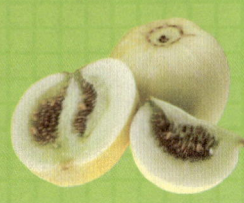

- 别名:甜瓜、果瓜、甘瓜、熟瓜
- 性味:性寒,味甘
- 归经:归肺、胃经

主打营养素

蛋白质、碳水化合物、胡萝卜素、维生素B_1、维生素B_2、烟酸、钙、磷、铁

养肾原理

香瓜含有的转化酶可将不溶性蛋白质转变成可溶性蛋白质,能帮助肾病患者吸收营养,有很好的养肾功效。

应用指南

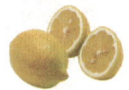 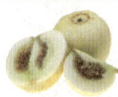 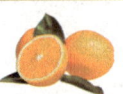

柠檬　香瓜　柳橙　　　香瓜　苹果　柠檬汁

防止高血压,利尿

材料: 柠檬1个,柳橙1个,香瓜1个
调料: 冰块少许
做法: 将柠檬洗净,切块;柳橙洗净去皮、籽,切块;香瓜洗净,切块;将柠檬、柳橙、香瓜放入榨汁机挤压成汁,再向果汁中加少许冰块,再依个人口味调味。

帮助肾脏病人吸收营养

材料: 香瓜60克,苹果1个,柠檬汁500克
调料: 冰块适量
做法: 将香瓜洗净,对切开,去籽,削皮,切成小块;将苹果洗净,去皮,去核,切成块;将准备好的材料倒入榨汁机内榨成汁,加入柠檬汁和冰块即可。

香瓜酸奶汁

材料： 香瓜100克，酸奶1瓶
调料： 蜂蜜适量

做法

①将香瓜洗净，去皮，去籽，切成小块，放入榨汁机中，榨成汁。②将榨好的果汁倒入搅拌机中，加入酸奶、适量的蜂蜜，搅打均匀。③将搅拌好的成品倒入杯中即可。

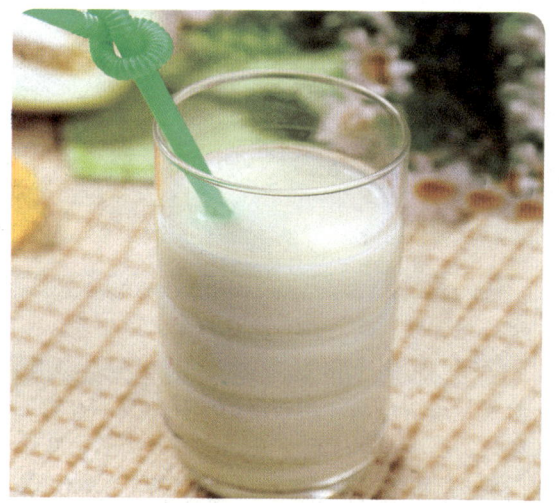

桃子香瓜汁

材料： 桃子1个，香瓜200克，柠檬1个
调料： 冰块少许

做法

①将桃子洗净，去皮、核，切块；香瓜去皮，切块；柠檬洗净，切片。②将桃子、香瓜、柠檬放进榨汁机中榨出果汁。③将果汁倒入杯中，加入少许冰块即可。

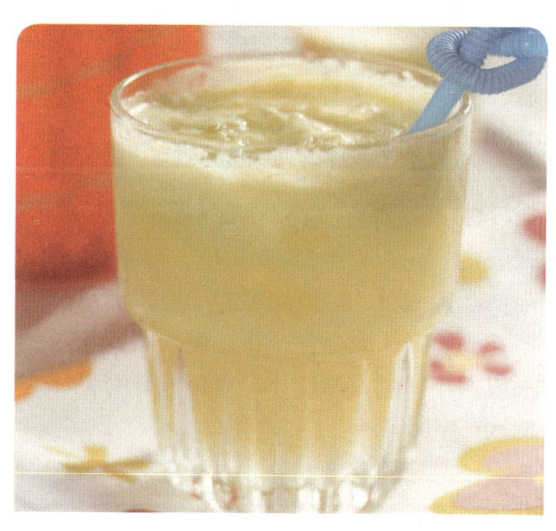

菠萝

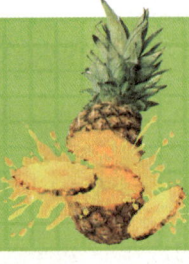

- **别名**：凤梨、番梨、露兜子
- **性味**：性平，味甘
- **归经**：归脾、胃经

主打营养素

粗纤维、钙、磷、铁、胡萝卜素、维生素B_1、维生素B_2、烟酸、维生素C、有机酸

养肾原理

菠萝含有一种叫"菠萝朊酶"的物质，能分解蛋白质，促进局部血液循环，适当食用，对肾炎、高血压病患者有益，有健胃消食、补脾止泻、清胃解渴的功效。

应用指南

 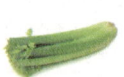 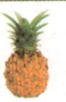 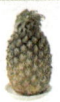 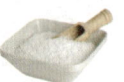

柠檬　　　西芹　　　菠萝　　　　　菠萝　　　蜂蜜　　　　盐

滋养脾胃，强健筋骨

材料：柠檬1/2个，西芹50克，菠萝100克

做法：将柠檬洗净，连皮切成3块；西芹挑去枯叶，洗净，切成均匀的小段；菠萝洗净，去皮，切成小块；将柠檬、菠萝及西芹放入榨汁机，榨成汁，再将榨好的果汁倒入杯中即可。

改善局部血液循环，消除炎症

材料：菠萝1个

调料：蜂蜜、盐各适量

做法：将菠萝对半切开，去皮，切成块；把菠萝块放在淡盐水中浸泡10分钟，捞起，沥干水分；把菠萝块放进榨汁机中，加200毫升水，榨成汁，再去渣，在菠萝汁中调入蜂蜜即可。

莴笋菠萝汁

材料： 莴笋200克，菠萝45克
调料： 蜂蜜2汤匙

做法

① 将莴笋用清水冲洗干净，切成细丝备用。② 菠萝去皮，洗净，切小块。③ 将莴笋、菠萝、蜂蜜倒入果汁机内，加300克水，接通电源，搅打成汁，将榨好的汁倒入杯中即可。

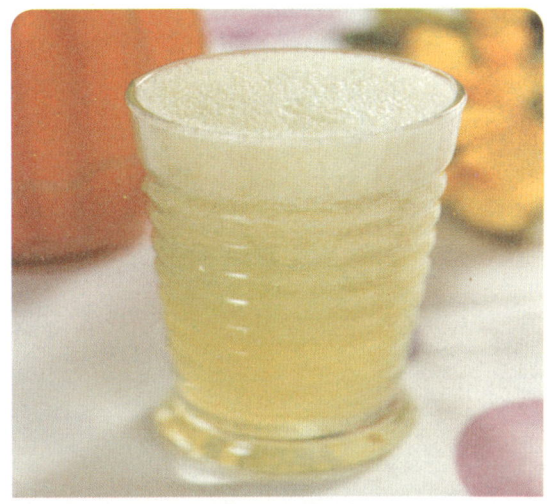

盐水菠萝

材料： 菠萝1个
调料： 盐适量

做法

① 将菠萝对半切开，第一半去皮，把菠萝肉切成丁，把第二半菠萝挖成盅型。② 碗中倒入清水，加适量盐。③ 把菠萝丁放在盐水中泡10分钟，捞起沥干水分。把菠萝丁装在菠萝盅里即可。

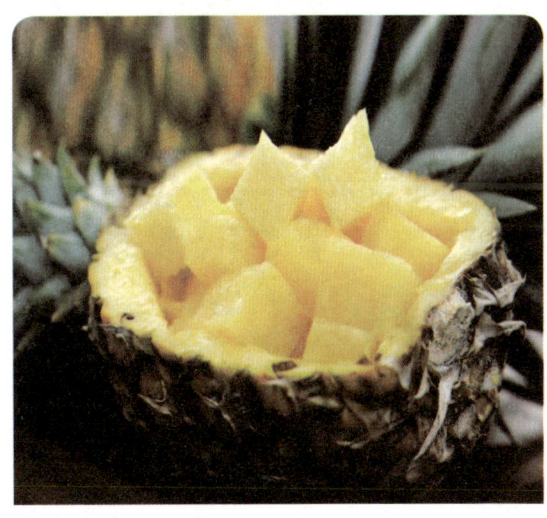

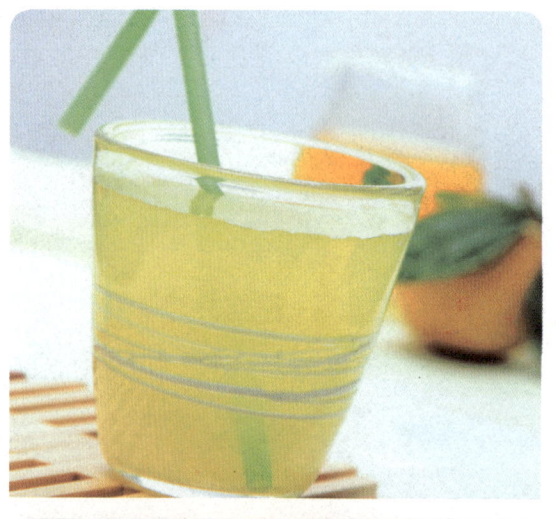

橘子菠萝汁

材料： 橘子1个，菠萝50克，薄荷叶1片，陈皮1克

做法

①将橘子去皮，撕成瓣；菠萝去皮，将菠萝肉洗净，切成小块；陈皮用清水泡发，沥干备用；薄荷叶洗净。②将所有材料一起放入榨汁机，搅打成汁。③滤出果肉，倒入杯中即可。

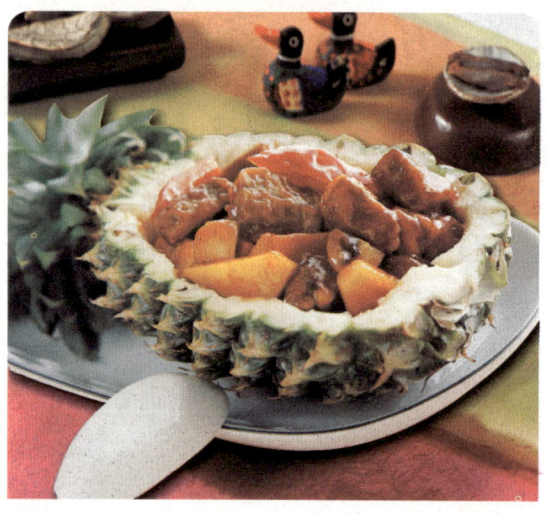

牛肉菠萝盅

材料： 菠萝，牛肉80克，竹笋、胡萝卜各10克，甜椒、洋菇、山楂各5克，甘草2克

调料： 番茄酱5克，淀粉、食用油各适量

做法

①将菠萝去肉做容器；菠萝肉加番茄酱煮汁。②山楂、甘草加水熬煮，滤取汁；甜椒、洋菇、胡萝卜、竹笋切小块，氽烫；牛肉切小块，蘸淀粉炸熟，淋汁。③以上材料入油锅炒熟，装菠萝盅。

part 3 防治肾病妙用药茶、药膳

　　肾病是日常生活中较为常见的一类疾病，除了运动、药物以及合理饮食之外，妙用药茶、药膳也是肾病的重要防治手段。

　　本章主要介绍了各种对预防和治疗肾病有辅助作用的药茶、药膳，包括材料、做法及功效的介绍。这些药茶药膳不仅能够防治肾病，还有调理身体的作用，适量饮用或食用对养生保健能起到重要的辅助作用。

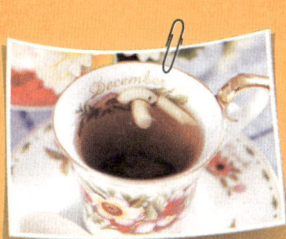
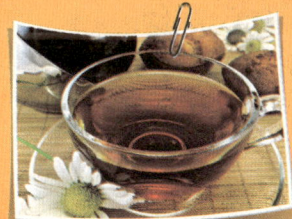
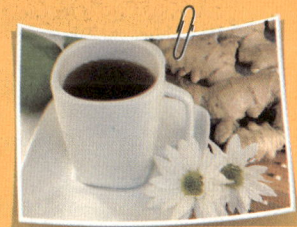

何首乌茶

材料: 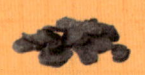 何首乌适量　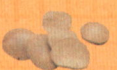 泽泻适量　 丹参适量

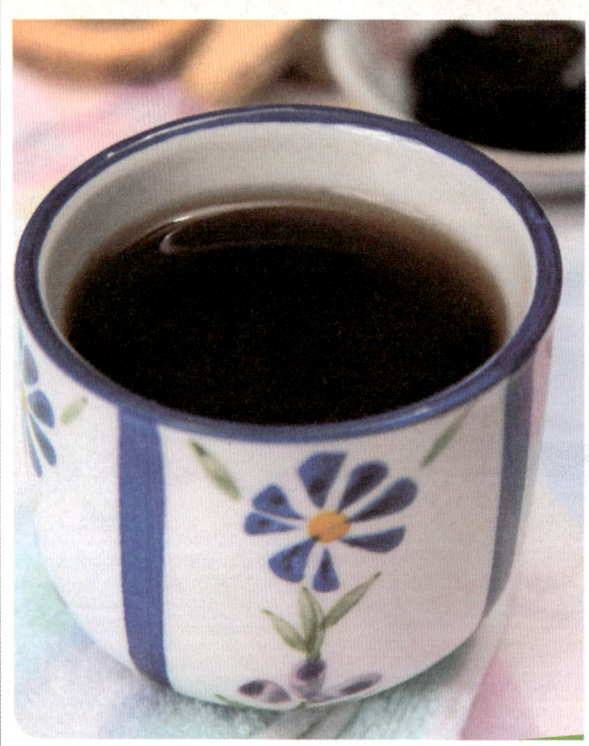

调料

绿茶适量

做法

① 将何首乌、泽泻、丹参均洗净备用。

② 将上述材料与绿茶同放入锅里,加水共煎15分钟。

③ 滤去渣后,倒入杯中,温度适中即可饮用。

功效

本品有补肝肾、益精血、乌须发、强筋骨、抗衰老的作用,同时可以增强机体免疫力,防治脂肪肝。

菩提柠檬茶

材料
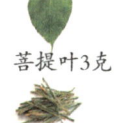 菩提叶3克
 柠檬5克
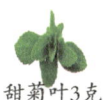 甜菊叶3克
柠檬草3克

做法
① 将准备好的菩提叶、柠檬草、甜菊叶同洗净，放入茶杯中。
② 倒入沸水，浸泡3分钟。放入柠檬片，继续浸泡1分钟后，滤汁即可饮用。

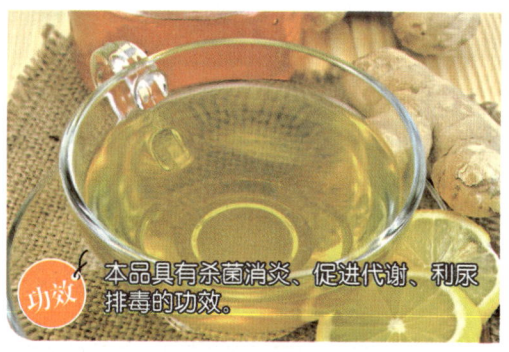

功效 本品具有杀菌消炎、促进代谢、利尿排毒的功效。

玉竹西洋参茶

材料
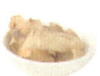 玉竹20克
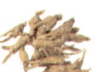 西洋参3片

调料： 蜂蜜15克

做法
① 将玉竹和西洋参洗净，用沸水冲泡30分钟，把渣滤去。
② 待温凉后加入蜂蜜，拌匀即可。

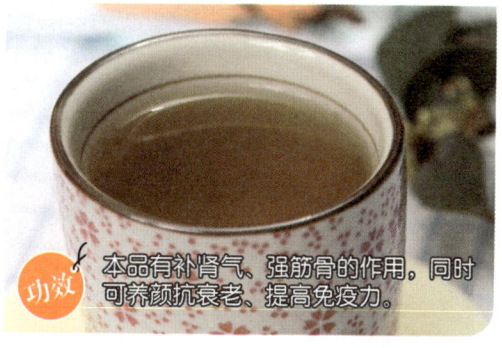

功效 本品有补肾气、强筋骨的作用，同时可养颜抗衰老、提高免疫力。

知母玉竹饮

材料：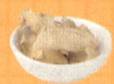 玉竹30克　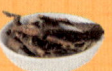 知母20克

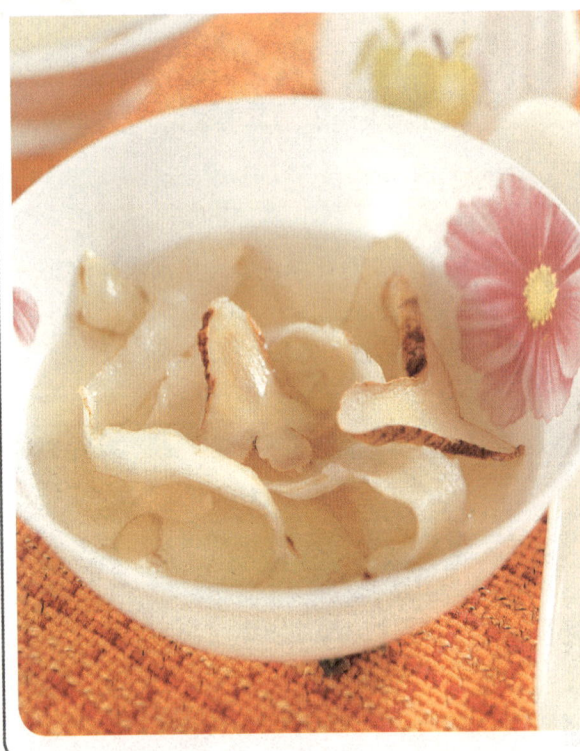

做法

① 将玉竹、知母洗净。
② 锅中加入适量的清水，锅置火上，大火将水烧开，水沸后放入玉竹、知母煮20分钟。
③ 将煮好的汤汁倒入碗中，温度适中时即可饮用。

功效

本品有滋阴降火的作用，适用于阴虚火旺、肾亏所致的骨蒸潮热、盗汗、心烦等症。

麦冬竹叶茶

材料

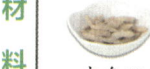 麦冬15克　　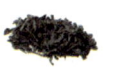 淡竹叶2卷　　 绿茶3克

做法

① 将麦冬、淡竹叶和绿茶三者洗净，混合放进杯内。
② 往杯内加入600克左右的沸水。
③ 盖上杯盖闷20分钟，滤去渣后即可饮用。

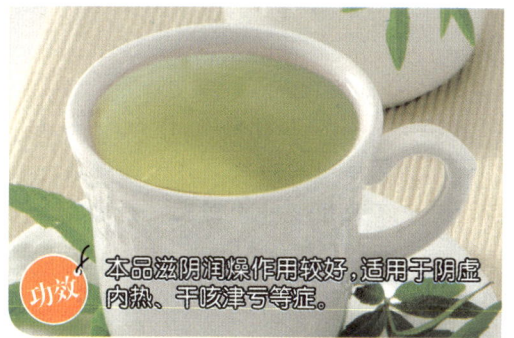

功效　本品滋阴润燥作用较好，适用于阴虚内热、干咳津亏等症。

甘草茶

材料

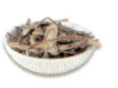 甘草10克　　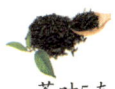 茶叶5克

做法

① 将甘草洗净，与茶叶一起放入壶中。
② 加水煮沸10分钟左右，滤去渣后倒入杯中，温度适中即可饮用。

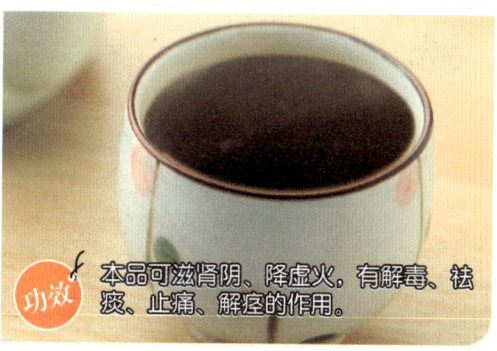

功效　本品可滋肾阴、降虚火，有解毒、祛痰、止痛、解痉的作用。

当归黄芪茶

材料

 当归5克　 黄芪5克　 红枣2克

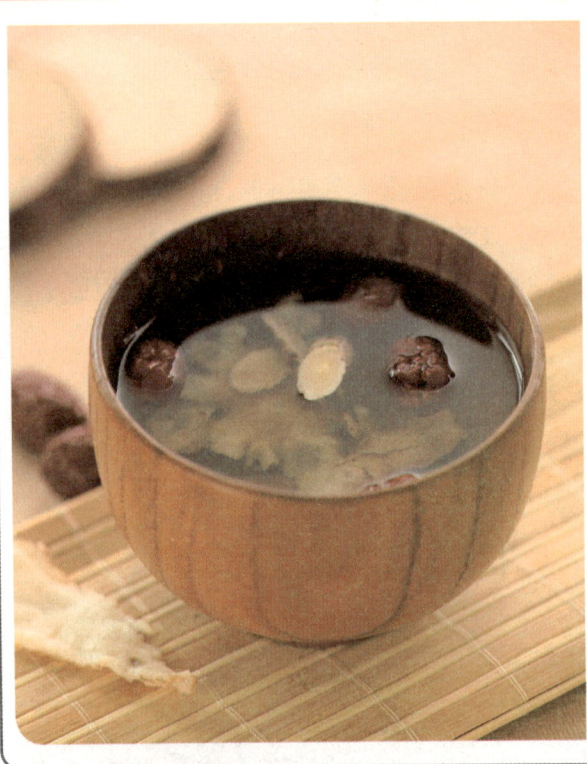

做法

① 将当归、黄芪切成薄薄的小片，红枣去蒂。
② 将5克当归，5克黄芪，2克红枣一起放入茶杯中。
③ 茶杯中倒入沸水，加盖，闷泡10分钟后，将茶水倒入茶杯中即可饮用。

功效

本品有补气补血、养肾滋阴的功效，作为保健药茶饮用可补气固表、利尿脱毒、排脓敛疮。

菟丝子苁蓉饮

材料：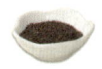菟丝子10克 肉苁蓉10克 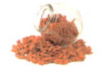枸杞子20粒

调料：冰糖适量

做法

① 将菟丝子、肉苁蓉、枸杞子、冰糖一起放入锅中，加水后煲20分钟。
② 将煮好的茶倒入壶中即可饮用。

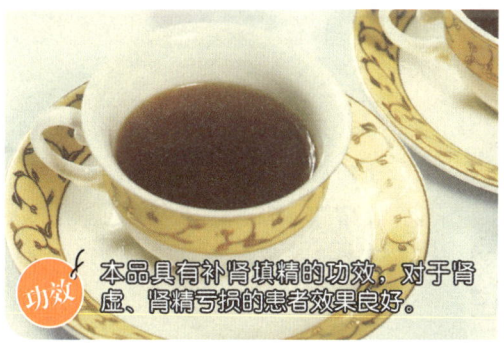

功效 本品具有补肾填精的功效，对于肾虚、肾精亏损的患者效果良好。

马蹄茅根茶

材料：马蹄100克 茅根100克

调料：冰糖适量

做法

① 将鲜马蹄、鲜茅根洗净切碎。
② 将鲜马蹄、鲜茅根入沸水煮20分钟左右，去渣，加白糖适量，饮服。

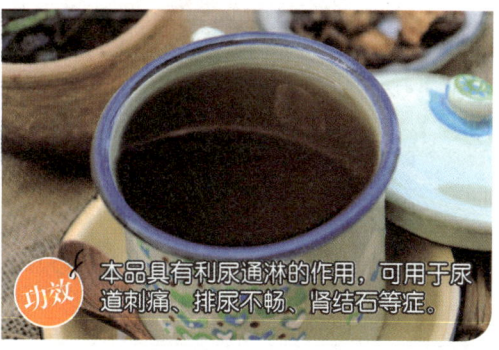

功效 本品具有利尿通淋的作用，可用于尿道刺痛、排尿不畅、肾结石等症。

枸杞菊花茶

材料
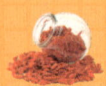 枸杞子10克　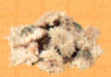 白菊花20克

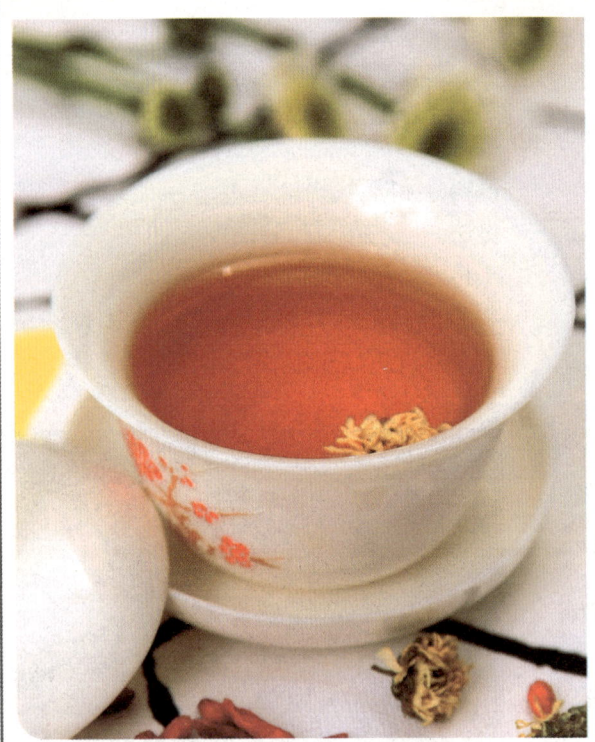

做法

① 将适量的枸杞子、白菊花一起放入茶杯中。

② 锅中加入适量的清水,锅置火上,大火将水烧开。

③ 往茶杯中加入沸水,冲泡10分钟后,即可饮用。

功效

本品可缓解肝肾阴虚所致的腰膝酸软、头昏目眩、目涩多泪、虚劳咳嗽、消渴、遗精等症。

鹿茸乌龙茶

材料

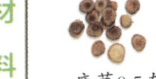
鹿茸0.5克

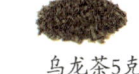
乌龙茶5克

做法

① 将鹿茸、乌龙茶放入保温杯中。
② 冲入适量开水,浸泡半小时后即可饮用本茶汤。

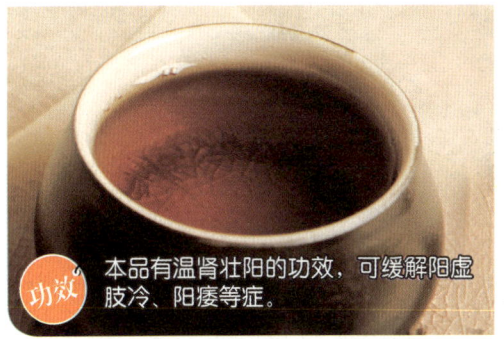

功效 本品有温肾壮阳的功效,可缓解阳虚肢冷、阳痿等症。

通草车前子茶

材料

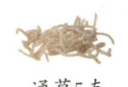
通草5克

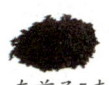
车前子5克

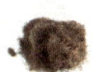
玉米须5克

调料: 白糖适量

做法

① 将通草、车前子、玉米须洗净,盛入锅中,加350毫升水,大火煮开后,转小火续煮15分钟。
② 最后加入白糖即成。

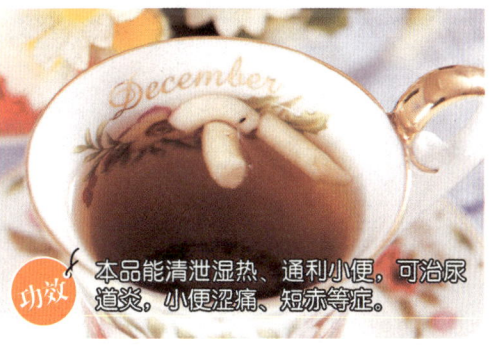

功效 本品能清泄湿热、通利小便,可治尿道炎、小便涩痛、短赤等症。

桂圆生姜茶

材料

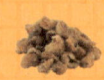 桂圆肉15克　 生姜1片　 红糖适量

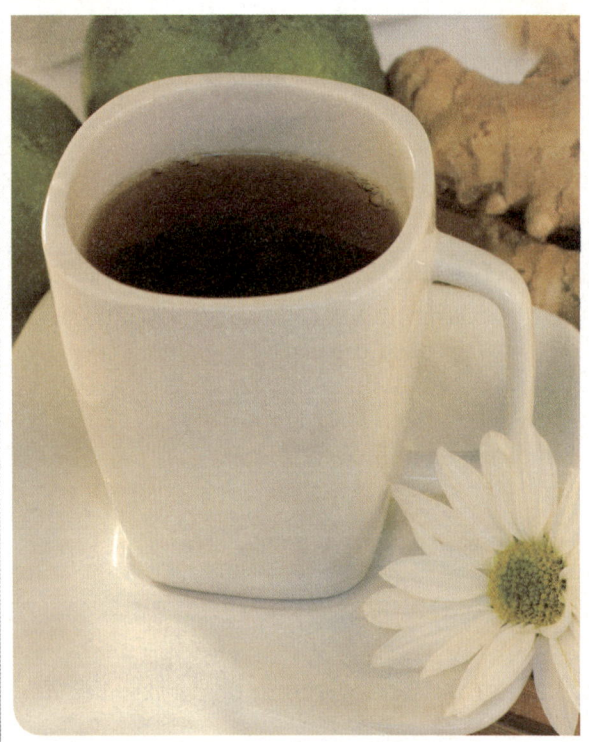

做法

① 将桂圆肉与红糖、生姜一起放入茶壶中。

② 往茶壶中倒入适量沸水,然后加盖,闷泡约20分钟。

③ 揭开茶壶盖,将茶水滤出,倒在杯中,即可饮用。

功效

本品有滋阴补肾、健脾开胃的功效,可用于治疗阴虚肾亏、食欲不振等症。

五味子茶

材料: 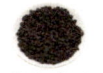 北五味子5克　 绿茶5克

调料：蜂蜜适量

做法

① 将北五味子用小火炒至微焦。
② 将炒好的五味子与绿茶一起用沸水冲泡5分钟，趁热加入蜂蜜拌匀即可饮用。

功效　本品补肾固元、强心聪耳、健身延年，尤其适用于年老力衰者。

苦瓜绿茶

材料: 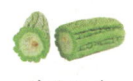 苦瓜10克　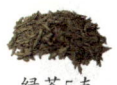 绿茶5克

做法

① 将苦瓜上端切开，去瓤。
② 将绿茶装入苦瓜中，置于通风处阴干。
③ 取下苦瓜，同绿茶共捣碎，混匀，加水冲泡，滤取汁饮用。

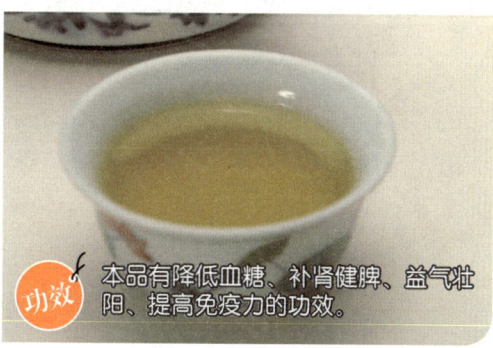

功效　本品有降低血糖、补肾健脾、益气壮阳、提高免疫力的功效。

葛根茶

材料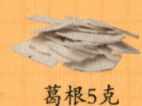
葛根5克

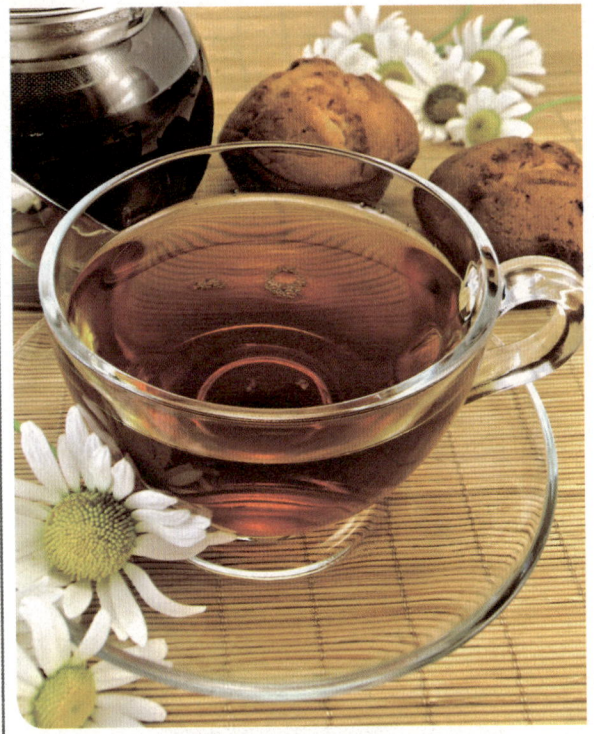

做法

① 将葛根切成小片备用。

② 锅中加适量清水,锅置火上,用大火将水烧开。

③ 将葛根放入锅中,8分钟后关火,滤取茶汁,倒入杯中,待温度适中时即可饮用。

功效

本品对肾虚引起的头痛、眩晕、耳鸣及腰酸腿痛等症状有较好的缓解作用。

女贞子枣茶

材料 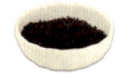 红茶10克　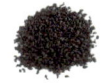 女贞子4克　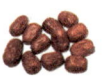 红枣5颗

做法
① 将所有材料入锅烘干后研成粉末。
② 每次取适量，冲入沸水，浸泡5分钟后即可饮用。

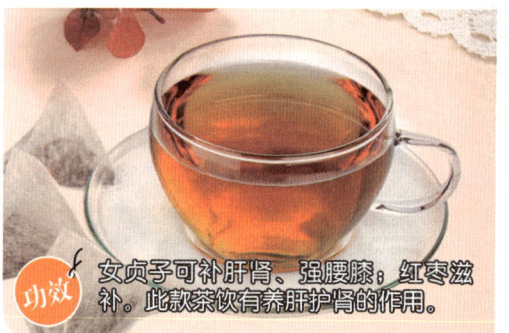

功效 女贞子可补肝肾、强腰膝；红枣滋补。此款茶饮有养肝护肾的作用。

甘草芡实茶

材料 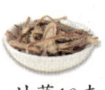 甘草10克　 芡实5克

调料： 蜂蜜适量
做法
① 将准备好的甘草、芡实分别洗净，然后放入茶杯中，倒入开水，冲泡10分钟。
② 待稍凉后，调入蜂蜜饮用。

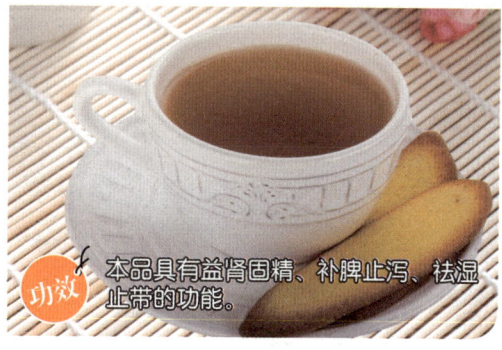

功效 本品具有益肾固精、补脾止泻、祛湿止带的功能。

阿胶鸡蛋羹

材料： 阿胶20克 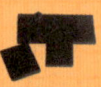，鸡蛋1个

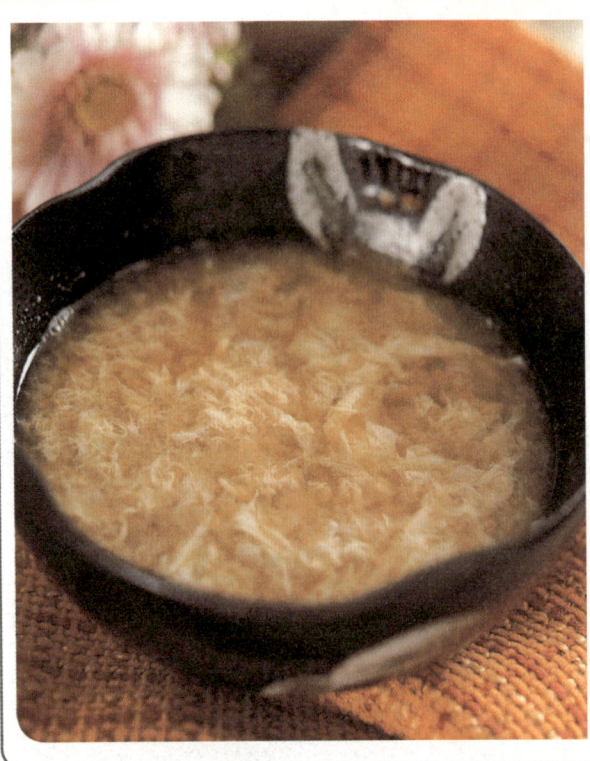

调料： 红糖适量

做法

① 先将准备好的鸡蛋敲入碗内，快速搅拌均匀。

② 阿胶粉加水适量，倒入锅，边煮边搅拌使得阿胶溶化。

③ 至阿胶煮开后，倒入鸡蛋液，搅拌煮片刻，再加入红糖调味，即可服食。

功效

本品是补血之佳品，能改善肾虚血亏之症，可用于治疗血虚萎黄、眩晕、心悸等症。

怀山鹿茸山楂粥

材料：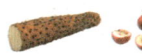怀山药30克 山楂2克 鹿茸0.5克 大米100克

调料： 盐2克

做法

① 将鹿茸入锅，加水熬煮，去渣装碗待用。
② 大米煮至米粒绽开，放入怀山药、切丝的山楂同煮，倒入鹿茸汁，放入盐调味。

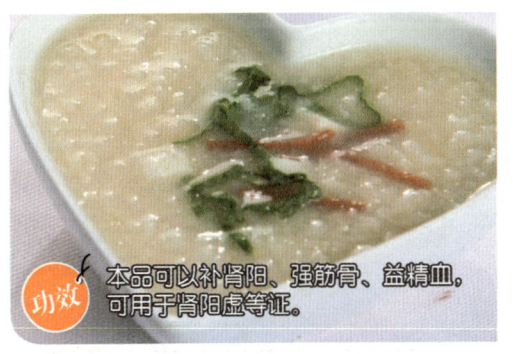

功效 本品可以补肾阳、强筋骨、益精血，可用于肾阳虚等证。

桑葚橘子汁

材料：桑葚80克 橘子2个 芦荟20克

调料： 冰块适量

做法

① 将桑葚、橘子、芦荟均洗净，取肉，放入榨汁机中搅打成汁。
② 果汁中加入冰块即可。

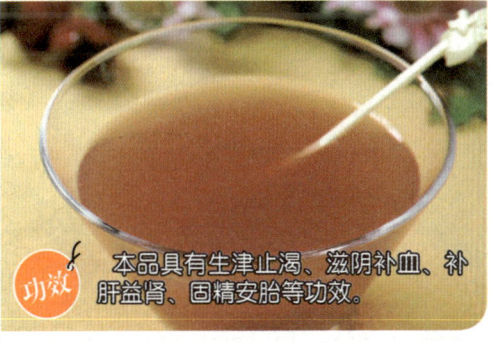

功效 本品具有生津止渴、滋阴补血、补肝益肾、固精安胎等功效。

当归红枣牛肉汤

材料:
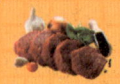 牛肉500克
 当归50克
 红枣10颗

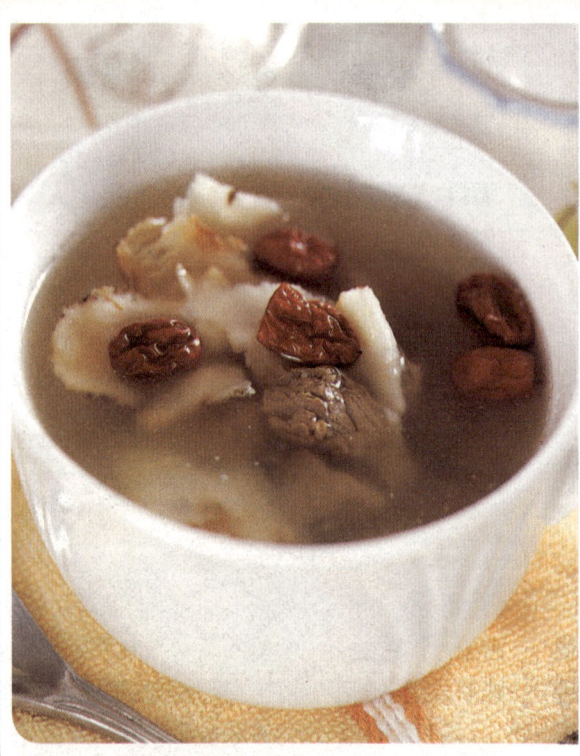

调料

盐、味精各适量

做法

①将牛肉洗净,切块。

②将当归、红枣洗净。

③将上述材料放入煲内,用适量水,大火煲至滚,改用小火煲2~3小时,加盐、味精调味即可。

 功效

本品滋养气血的功效显著,可治疗肾血亏虚引起的头晕、眼花、心悸等症。

六味地黄鸡汤

材料

熟地25克　山药10克　茯苓10克　红枣8颗
山茱萸10克　丹皮10克　泽泻5克　鸡腿100克

做法

① 将鸡腿剁块，放入沸水中汆烫，捞出，洗净，备用。
② 将鸡腿和所有洗净的药材一道放入炖锅，加6碗水炖煮后即食。

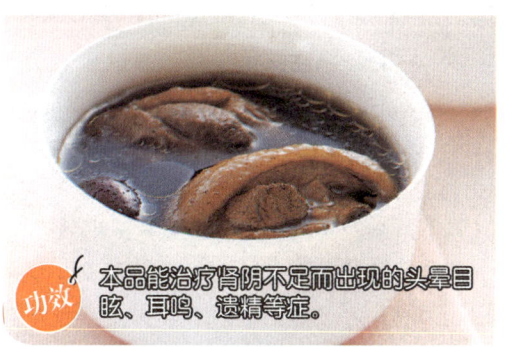

功效 本品能治疗肾阴不足而出现的头晕目眩、耳鸣、遗精等症。

人参红枣粥

材料

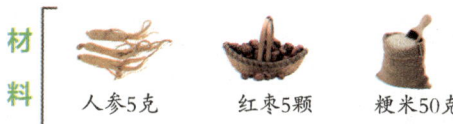

人参5克　红枣5颗　粳米50克

调料： 白糖适量

做法

① 将人参放入砂锅中，倒入清水煮沸，保留人参的汤汁备用。
② 加粳米和红枣煮熟，起锅前加白糖即可。

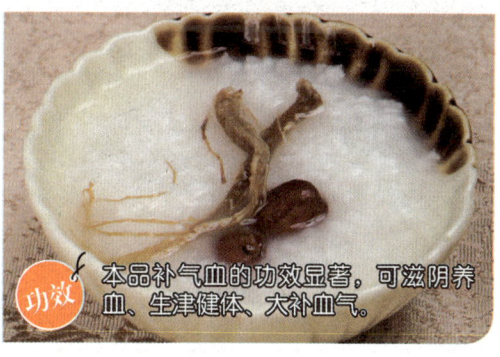

功效 本品补气血的功效显著，可滋阴养血、生津健体、大补血气。

虫草红枣炖甲鱼

材料: 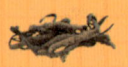冬虫夏草5枚　红枣10颗　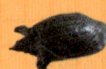甲鱼1只

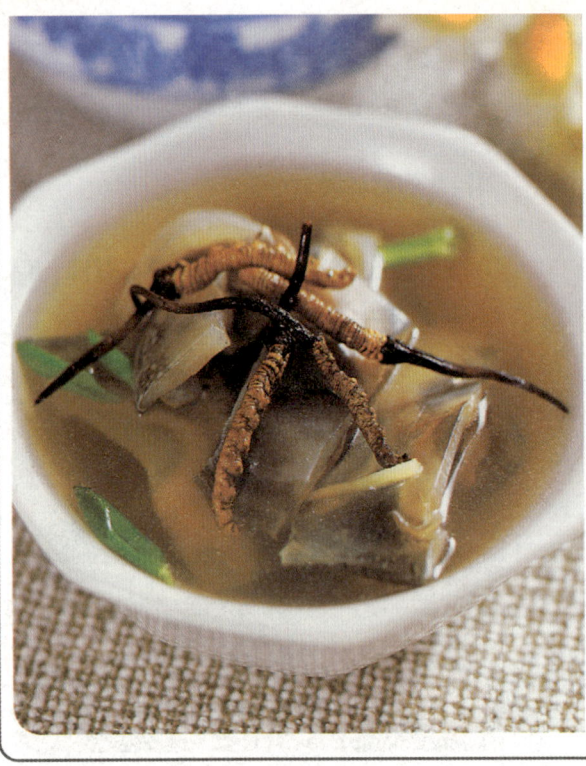

调料

盐、葱末、蒜瓣、料酒、姜丝、鸡汤各适量

做法

① 将甲鱼收拾干净，斩块；冬虫夏草洗净；红枣泡发，洗净。
② 将甲鱼放入锅内煮沸，捞出备用。
③ 将甲鱼放入砂锅中，放入冬虫夏草、红枣，加料酒、盐、葱、姜、蒜瓣、鸡汤，炖2小时，拣出蒜、姜即成。

功效

本品能养肺阴、益肾阳，可治疗肺肾阴虚所致的盗汗、潮热，并有止血止咳的作用。

苁蓉黄精骶骨汤

材料：
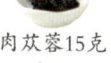 肉苁蓉15克
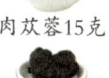 黄精15克
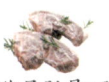 猪尾骶骨1副
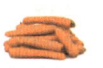 胡萝卜1根

调料： 盐1小匙

做法
① 将肉苁蓉、黄精、猪尾骶骨、胡萝卜一起放入锅中，加入适量的水。
② 以大火煮沸，再转用小火续煮约30分钟，加盐调味即可。

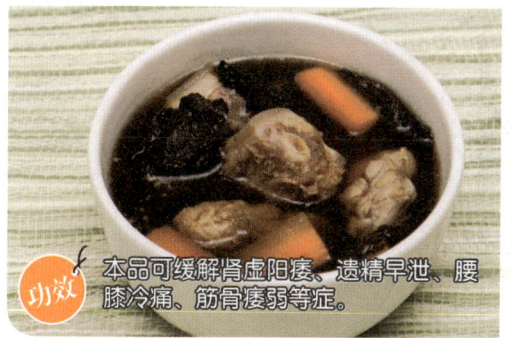

功效 本品可缓解肾虚阳痿、遗精早泄、腰膝冷痛、筋骨痿弱等症。

牛膝蔬菜鱼丸

材料：
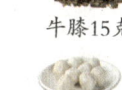 牛膝15克
鱼丸300克
 小白菜10克
 豆腐20克

做法
① 将牛膝用小火煮水，滤渣备用。
② 锅中加5杯水，先将鱼丸煮至将熟时，再放入小白菜、豆腐煮熟，大约3分钟，再加入牛膝汁略煮即可。

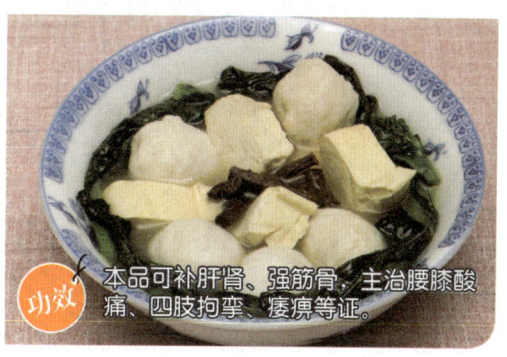

功效 本品可补肝肾、强筋骨，主治腰膝酸痛、四肢拘挛、痿痹等证。

核桃冰糖炖梨

材料
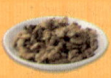 核桃仁30克
 梨150克

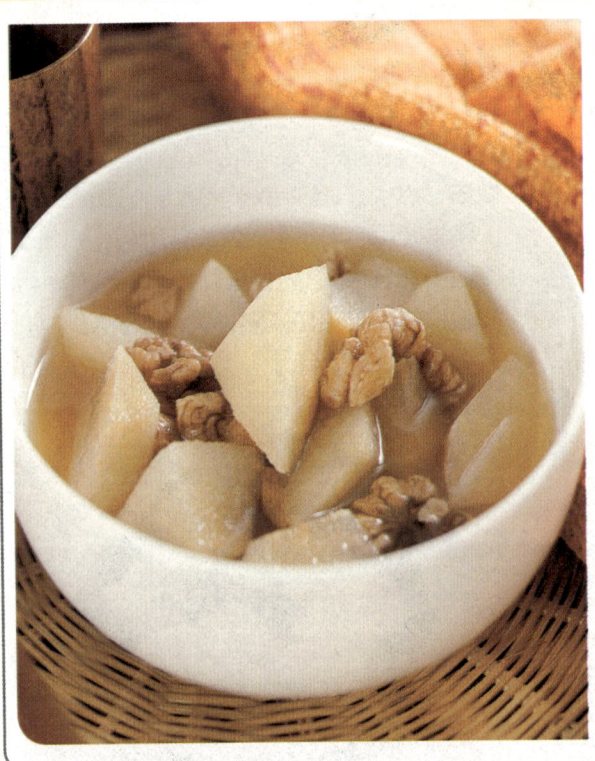

调料
冰糖30克

做法
① 将梨洗净，去皮、核，切块备用；核桃仁洗净备用。
② 将梨块、核桃仁放入煲中，加入适量清水，先用大火煮沸，再转小火煲30分钟。
③ 下入冰糖调味即可。

功效
本品有补血养气、补肾填精、生津止渴、止咳平喘、润燥通便等良好功效。

肉桂米粥

材料：
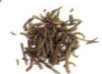
肉桂50克　大米100克　葱花适量　香菜段适量

调料： 白糖3克

做法

① 将肉桂洗净，加水煮好，取汁。
② 大米煮熟，倒入肉桂汁，煮至浓稠，调入白糖拌匀，再撒上葱花、香菜段即可。

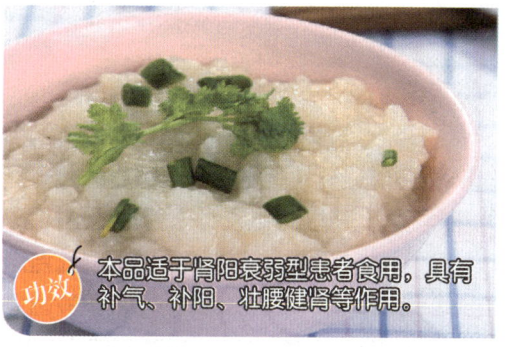

功效 本品适于肾阳衰弱型患者食用，具有补气、补阳、壮腰健肾等作用。

芡实莲子薏米汤

材料：
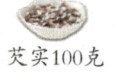
芡实100克　淮山50克　猪小肠500克
 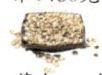
茯苓50克　薏米100克　莲子100克

调料： 盐适量，米酒30克

做法

① 将猪小肠氽烫，捞出剪成小段。
② 将芡实、茯苓、淮山、莲子、薏米洗净，与小肠一起入锅，加水煮沸，快熟时加盐调味，淋上米酒即可。

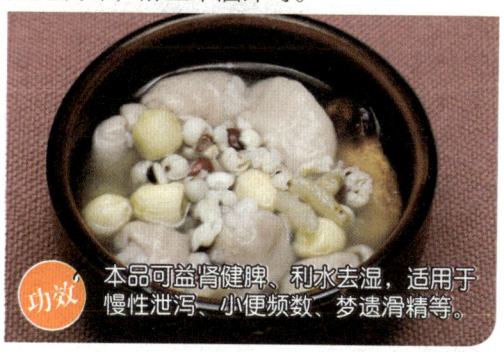

功效 本品可益肾健脾、利水去湿，适用于慢性泄泻、小便频数、梦遗滑精等。

延年益寿茶

材料

 人参3克　 巴戟天2克　 枸杞子2克

 牛膝2克　 杜仲2克　 红茶10克

调料

蜂蜜适量

做法

① 将准备好的人参、牛膝、巴戟天、杜仲、枸杞子入锅，用清水煎煮。

② 至水沸后12分钟左右，即可冲泡红茶饮用。

③ 可加蜂蜜，冲饮至味淡。

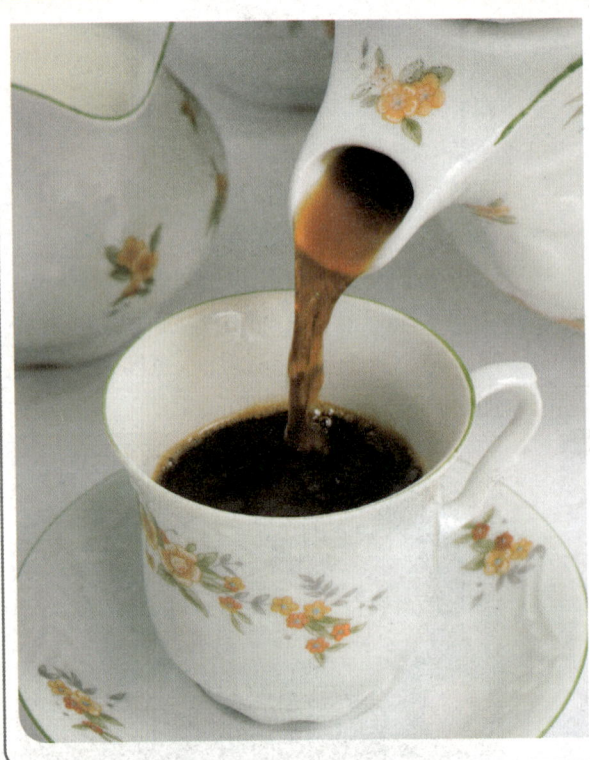

功效

本品能补益肝肾、滋补气血、养精益脑，适用于腰膝酸痛、头晕耳鸣、遗精遗尿等症。

金樱子糯米粥

材料

 糯米80克　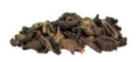 金樱子5克　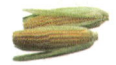 玉米10克

调料： 白糖3克

做法

① 将金樱子加适量清水煎取浓汁备用。
② 锅里放入糯米，以大火煮至米粒开花，加入洗净的玉米粒、金樱子浓汁，调入白糖拌匀即可。

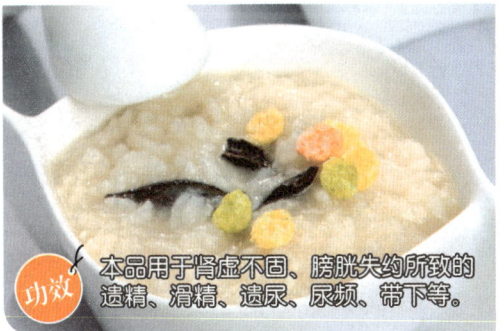

功效 本品用于肾虚不固、膀胱失约所致的遗精、滑精、遗尿、尿频、带下等。

黄柏白菜排骨汤

材料

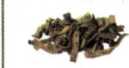 黄柏10克　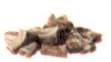 排骨500克　 奶白菜500克

调料： 盐4克，鸡精5克，味精3克

做法

① 将排骨洗净切小段，用盐腌8小时至入味。
② 锅中加清水适量，放入排骨、奶白菜、黄柏一起煲3小时，加鸡精、味精拌匀即可。

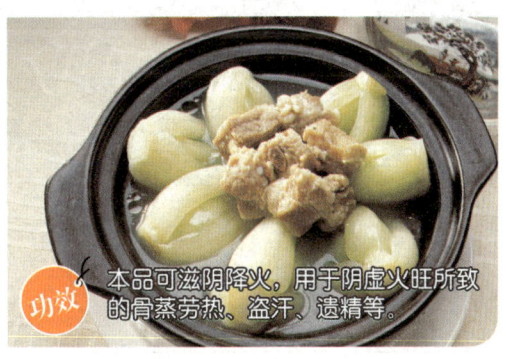

功效 本品可滋阴降火，用于阴虚火旺所致的骨蒸劳热、盗汗、遗精等。

莲子红米羹

材料
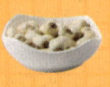 莲子40克
 红米80克

调料
红糖10克

做法
① 将红米用清水泡发后洗净；莲子去心洗干净。
② 锅置火上，倒入清水，放入红米、莲子煮至开花。
③ 加入红糖同煮至浓稠状即可。

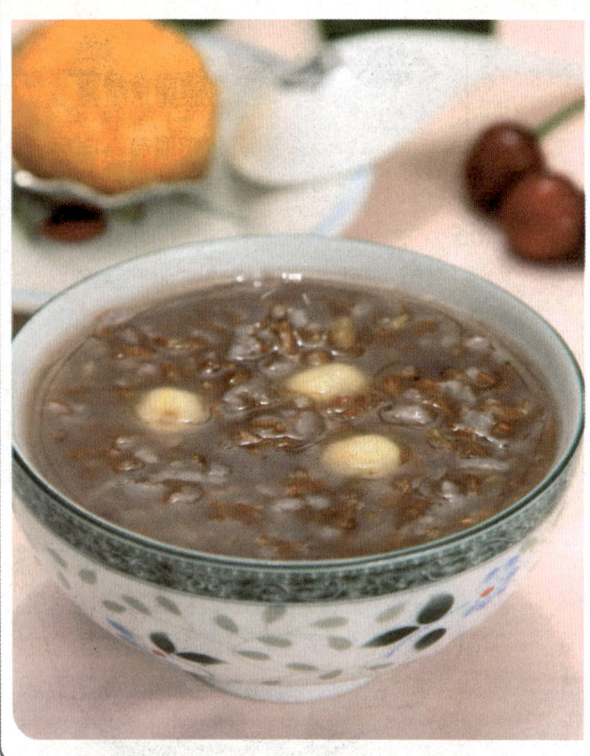

功效

本品可滋补元气、止泻固精、益肾涩精、止带，主治心烦失眠、腰痛、男子遗精、妇人赤白带下。

龟板杜仲猪尾汤

材料

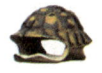 龟板25克　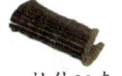 杜仲30克　 猪尾600克

调料：盐适量

做法

① 将猪尾剁段洗净，氽烫捞起，再冲净1次。
② 将所有材料盛入炖锅，加6碗水以大火煮开，转小火炖40分钟，加盐调味。

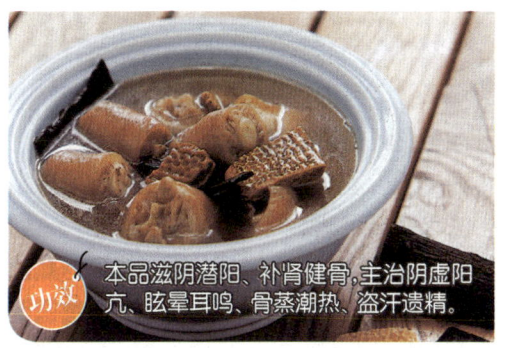

功效：本品滋阴潜阳、补肾健骨，主治阴虚阳亢、眩晕耳鸣、骨蒸潮热、盗汗遗精。

补骨脂芡实鸭汤

材料

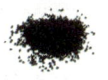 补骨脂15克　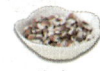 芡实50克　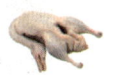 鸭肉300克

调料：盐适量

做法

① 将鸭肉放沸水中氽去血水；芡实淘洗干净，与补骨脂、鸭肉一起放入锅中。
② 用大火将汤煮开，煮熟后加盐调味。

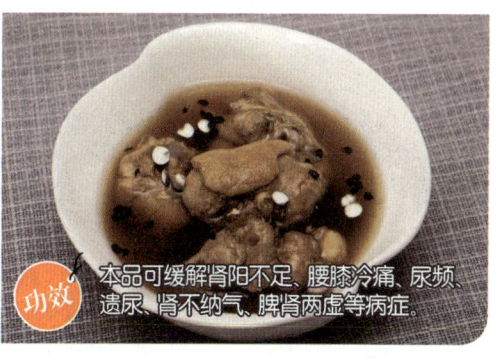

功效：本品可缓解肾阳不足、腰膝冷痛、尿频遗尿、肾不纳气、脾肾两虚等病症。

女贞子鸭汤

材料：
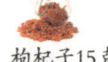枸杞子15克　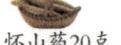怀山药20克　牡丹皮10克
熟地黄20克　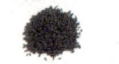女贞子30克　鸭肉500克

调料： 盐适量

做法

①将洗净的枸杞子、熟地黄、怀山药、女贞子、牡丹皮与鸭肉同放入锅中，加水煮熟。
②以盐调味即可。

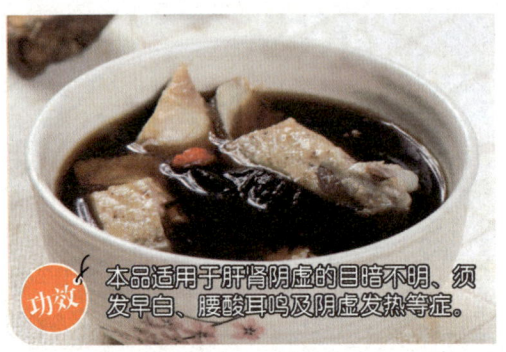

功效： 本品适用于肝肾阴虚的目暗不明、须发早白、腰酸耳鸣及阴虚发热等症。

肉苁蓉海参鸽蛋

材料：
肉苁蓉15克　鸽蛋12枚　蒜末适量
海参2个　葱末适量

调料： 胡椒粉、淀粉各适量

做法

①将海参氽熟；鸽蛋煎炸；肉苁蓉煎汁。
②将葱、蒜爆香，加海参烧沸，再加鸽蛋、肉苁蓉汁、胡椒粉煨制后勾芡即可。

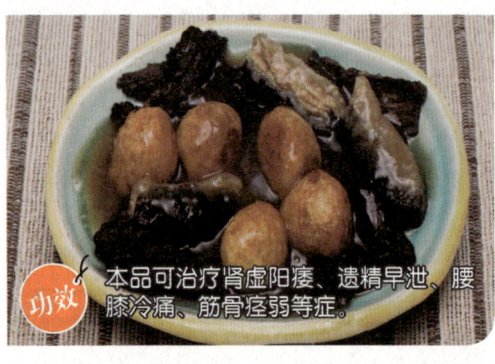

功效： 本品可治疗肾虚阳痿、遗精早泄、腰膝冷痛、筋骨痉弱等症。

part 4 调理肾病特效穴位

中医学认为,人体的肾阴、肾阳相互依存、促进、制约,如果这一生理平衡遭到破坏,就会形成肾的阴阳偏盛或偏衰的病理变化,也就是我们平常所说的肾虚。

肾病的治疗需要药食相辅,也可以通过一些特效穴位来进行有效的治疗。本章主要对中医治疗肾病的方法,如按摩、针灸、刮痧、拔罐等进行介绍,包括一些特效穴位的取穴、操作、注解、功效等,让读者掌握利用穴位调理和治疗肾病的中医保健要点。

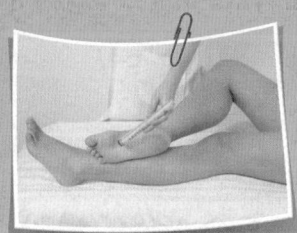
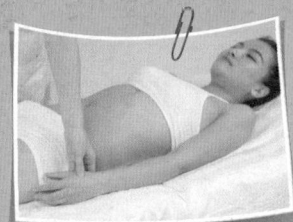
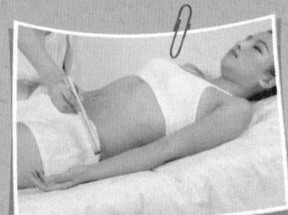

合谷穴按摩法

注解
合，会合；谷，山谷。该穴在拇指和食指的指尖相合时，在两指骨间有一处低陷如山谷的部位，所以名"合谷"。

操作
先用酒精棉球将施术部位消毒，然后涂上凡士林等润滑剂，再将手掌轻握拳，以大拇指指腹垂直按压穴位，有酸胀痛感，左右各按压1~3分钟，每日一次。

功效
有镇静止痛、舒经活络的作用，主治头晕、目赤肿痛、面肿及其他各种疼痛等，对肾病所致的水肿也有一定作用。

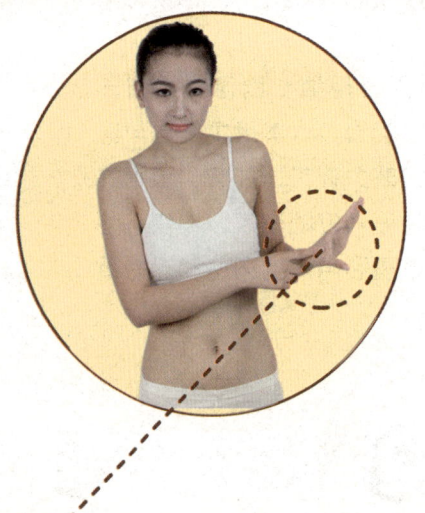

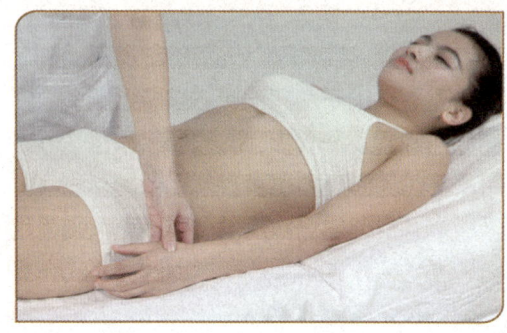

取穴
位于手背第1、2掌骨间，当第2掌骨桡侧的中点处

胃仓穴按摩法

注解

胃,指胃腑;仓,指存储聚散之所。胃腑的湿热之气由本穴外输膀胱经,故名"胃仓"。

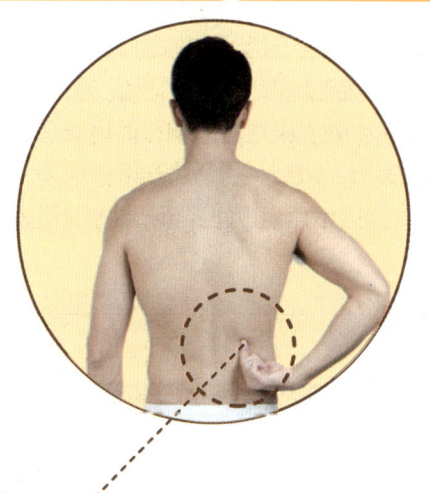

操作

取俯卧位,用酒精棉球将施术部位消毒,涂上凡士林等润滑剂,将大拇指指腹端轻轻揉压胃仓穴2分钟左右,可隔日按摩一次。

功效

有理气消滞、健脾和胃的作用,主治慢性肾炎、水肿、胃痛、便秘等症。

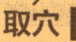

取穴

位于背部,当第12胸椎棘突下,后正中线旁开3寸

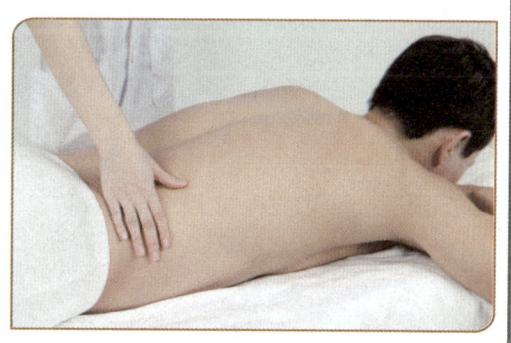

关元穴按摩法

注解
关,指关卡;元,指元首。下部气血上传时,在经过本穴会得到调整,只有小部分可继续上传,故名为"关元"。

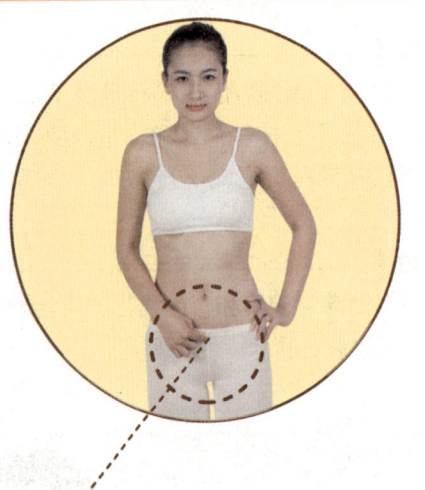

操作
先取酒精棉球将施术部位消毒,然后再适量地涂上凡士林等润滑剂,再用中指、食指紧并,用手掌的大鱼际推揉关元穴2~3分钟,按摩至局部皮肤红热温润为度,每日一次。

功效
有培元固本、降浊升清的作用,主治肾炎、遗精、遗尿、尿潴留等病症。

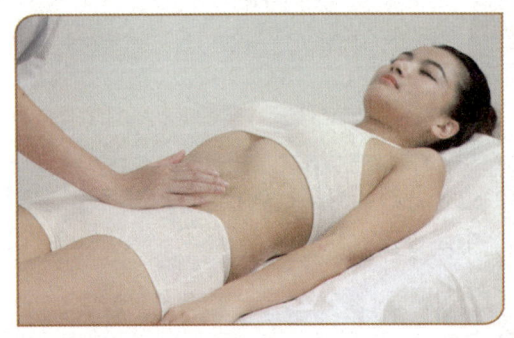

取穴
位于下腹部,前正中线上,当脐中下3寸

胞肓穴按摩法

注解
胞，是指包裹胎儿的膜质囊；肓，是指心下膈膜。胞宫中的膏脂之物由本穴外输膀胱经，故名"胞肓"。

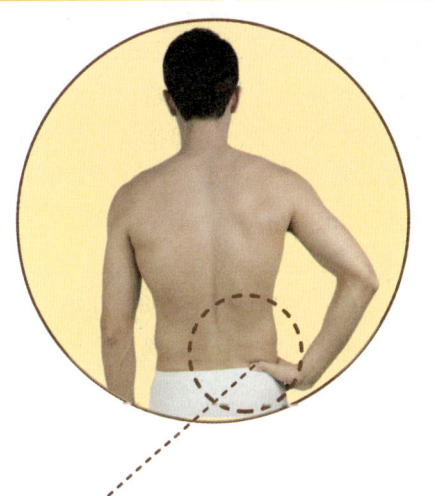

操作
先取酒精棉球将施术部位消毒，然后再适量地涂上凡士林等润滑剂，将大拇指指腹端轻轻揉压胞肓穴，压揉2~3分钟，至局部有酸胀感。可隔日按摩一次。

功效
有补肾强腰、通利二便的作用，主治肾炎、腰脊痛、尿潴留、阴肿等病症。

取穴
位于臀部，横平第2骶后孔，骶正中嵴旁开3寸

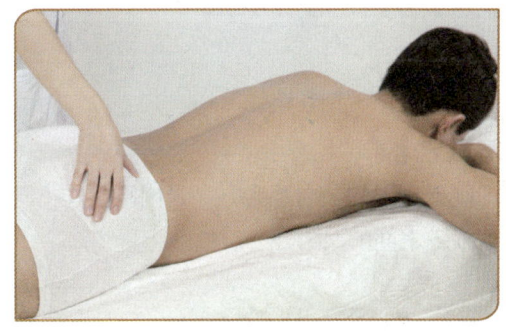

太溪穴按摩法

注解
太，大；溪，溪流。此穴名意指肾经水液在此形成较大的溪水，所以取名叫"太溪"。

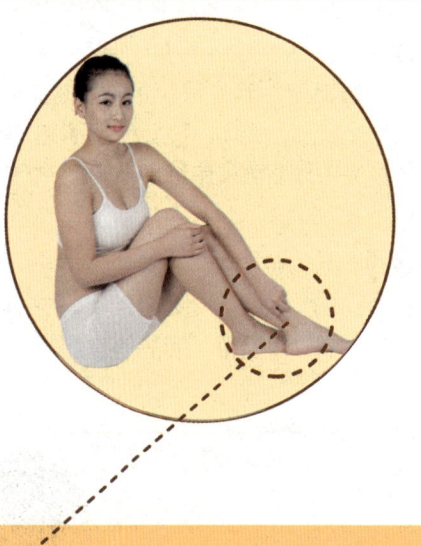

操作
用酒精棉球将施术部位消毒，再适量地涂上凡士林等润滑剂，用拇指从上往下按刮穴位至有胀痛感，力度适中，左右各按刮1~3分钟，可隔日按摩一次。

功效
有壮阳强腰、滋阴益肾的作用，主治肾病、遗精、阳痿、气喘、小便频数等病症。

取穴
位于足内侧，内踝后方，当内踝尖与跟腱之间的凹陷处

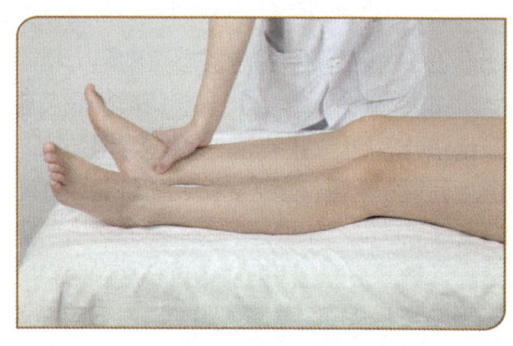

涌泉穴艾灸法

注解
涌,外涌而出;泉,泉水。此穴名意指体内肾经的经水由此外涌而出体表,故名"涌泉"。

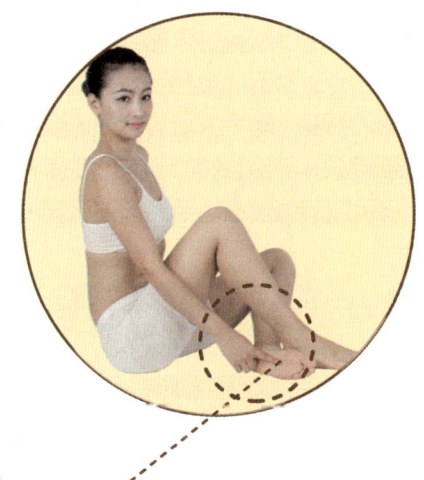

操作
将艾条点燃,选用温和灸法灸涌泉穴,在距离2~3厘米处施灸,每次灸10~15分钟,至局部皮肤红热温润为度,每日一次。

功效
有滋阴益肾、平肝熄风的作用,可治小便不利、晕厥、休克、头顶痛等症。

取穴
位于足底部,屈曲时足底前部凹陷处

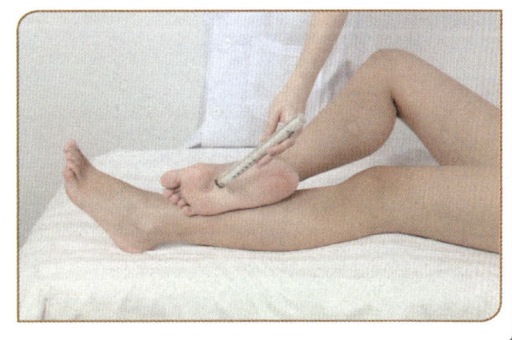

内关穴艾灸法

注解
内,内部;关,关卡。此穴的意思是内部经水流至本穴后如同被关卡阻挡住了一样,所以名"内关"。

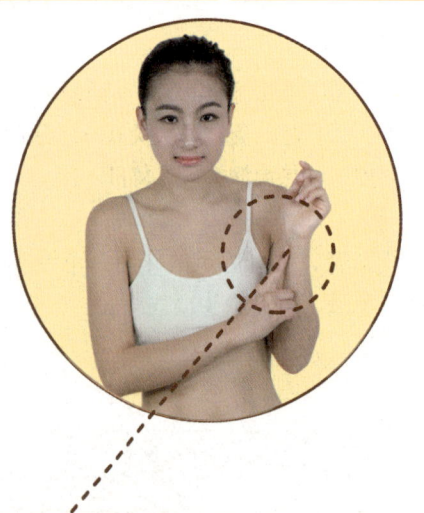

操作
艾灸可用隔蒜灸和温和灸,一般温和灸法是先将艾条点燃,在距离2~3厘米处施灸,每次灸10~15分钟,至局部皮肤红热温润为度,每日一次。为增强效果,也可以用隔蒜灸。

功效
有和肾理气、宁心安神的作用,主治肾病、心痛、呕吐、肘臂挛痛等病症。

取穴
位于前臂掌侧,腕远端横纹上2寸,掌长肌腱与桡侧腕屈肌腱之间

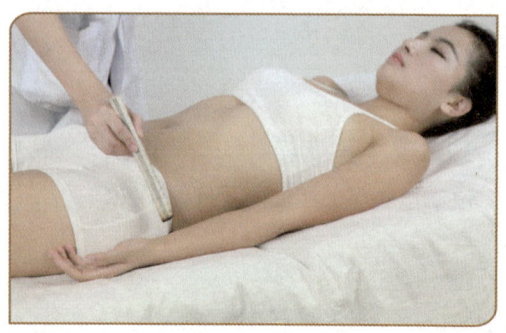

肾俞穴刮痧法

注解
肾,肾脏的意思;俞,输的意思。"肾俞"的意思是指肾脏的寒湿水气由此外输膀胱经。

操作
先在施术部位涂上润滑剂,俯卧,术者取刮痧板呈45°的角,沿着膀胱经的循行在肾俞穴上从上往下刮拭,由中间向两侧刮拭至出痧即可,可隔日按摩一次。

功效
有培补肾气、调节生殖功能的作用,可辅助治疗腰痛、肾病、高血压、低血压、耳鸣、精力减退、腰肌劳损等症。

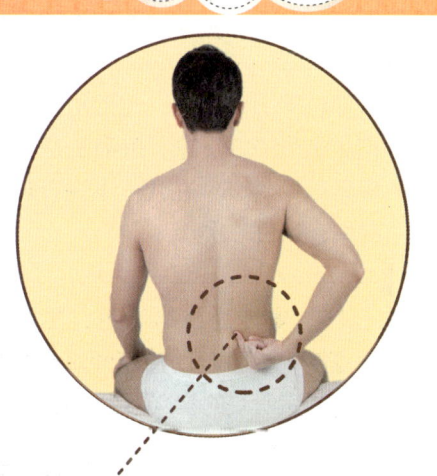

取穴
位于腰部,当第2腰椎棘突下,后正中线旁开1.5寸

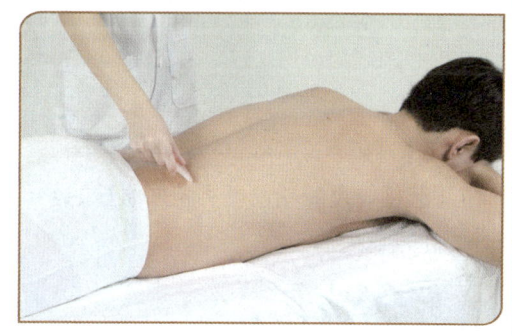

神门穴刮痧法

注解

神,神魂、精神的意思;门,出入之处为门。治疗此处穴位,能够打开心气的郁结,使神志得以舒畅,故名"神门穴"。

操作

先在施术部位涂上润滑剂,然后用角刮法刮拭神门穴,每次3分钟。角刮法是指用刮板的棱角以倾斜45°在穴位上进行自上而下的刮拭,每日一次。

功效

有补益心气、安神通络的作用,主治心病、心烦等症,亦可辅助治疗肾病合并高血压病,及肾病所致的食欲不振等症。

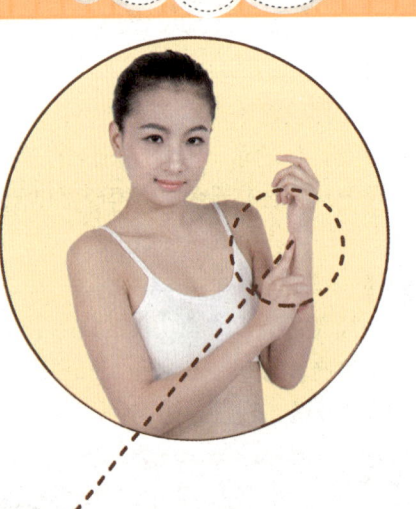

取穴

位于腕横纹尺侧端,尺侧腕屈肌腱的桡侧凹陷处

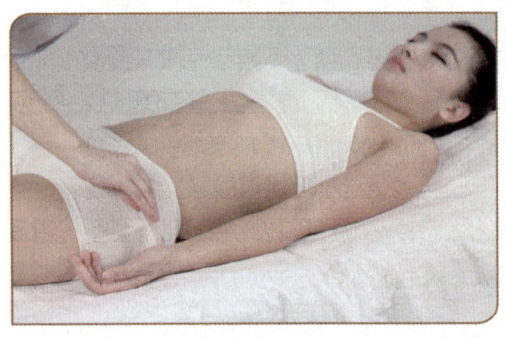

京门穴拔罐法

注解
"京",指人与物汇聚之所;"门",指出入的门户。由日月穴下传至本穴的气血在此聚集且散热祛寒,故名"京门"。

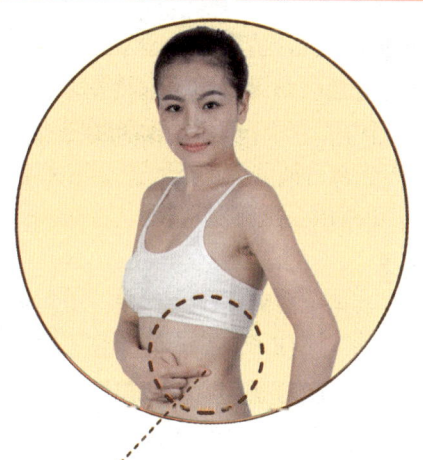

操作
先取酒精棉将施术部位进行消毒,然后左手持罐,右手用止血钳夹住酒精棉球点燃,伸入罐内旋转后抽出,扣于穴位10~15分钟后取下,可每周一次。

功效
有健脾通淋、温阳益肾的作用,主治肾炎、腹胀、水肿、腰痛、小便不利、泄泻等病症。

取穴
位于腰部侧端,当第12肋游离端下方凹陷处,即章门穴后1.8寸处

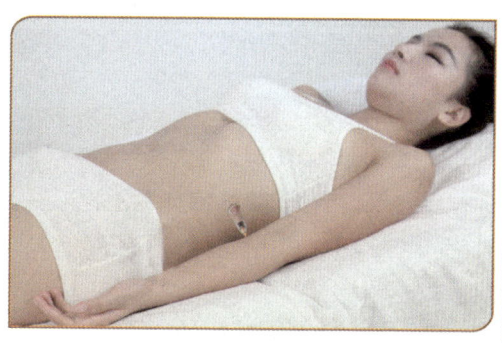

志室穴拔罐法

注解
志,这里指的是肾气;室,指肾脏外输寒湿水气。肾脏的寒湿水气由本穴外输膀胱经,故名"志室"。

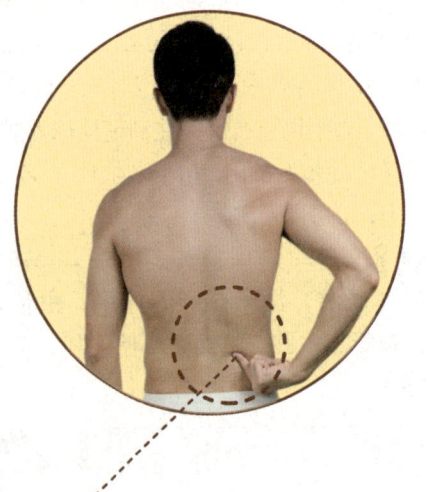

操作
首先取适量酒精棉将施术部位消毒,右手持罐,左手用止血钳夹住酒精棉球点燃,伸入罐内旋转后抽出,扣于穴位10~15分钟后取下,可每周一次。

功效
有补肾益精、通阳利尿的作用,可治疗遗精、阳痿、小便不利、水肿、腰脊强痛、肾炎等症。

取穴
位于腰部,当第2腰椎棘突下,后正中线旁开3寸

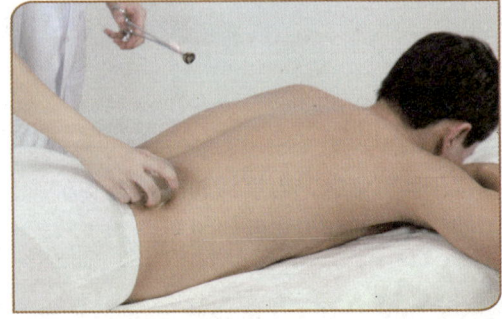